新 潮 文 庫

病気は自分で治す

―免疫学101の処方箋―

安 保　徹 著

新 潮 社 版

8477

目次

第1章　からだの仕組みを理解する

第2章　病気の成り立ち

第3章　病気は自分で治す

第4章　健やかに生きるために

病気は自分で治す——免疫学101の処方箋

はじめに

日本は昔から、地震や火山の噴火など、さまざまな自然現象による被害を受けてきましたが、最近は、台風による水害や土砂災害が起こると、これを人災だとして、行政の責任を追及する声が以前より多くあがるようになった気がします。もちろん、実際に杜撰《ずさん》な工事のせいで災害になることもありますから、ある程度はこのような考え方や見方をすることは必要でしょう。しかし、それが行き過ぎると、他人のせいばかりにして、私たち自身の責任がおろそかになるのではないかと思うのです。

この責任の所在という観点から、医療の場について考えてみましょう。今の時代は、多くの人が慢性疾患で苦しんでいます。例えば、ガン、膠原《こうげん》病、潰瘍《かいよう》性大腸炎、アトピー性皮膚炎、腰痛《ようつう》、高血圧症などです。日本には大病院がたくさんあるので、患者は病気を治してもらうために熱心に通いつづけています。しかし、このような慢性疾患は、なかなか治癒《ちゆ》に至らないというのが現状なのです。

これらの疾患では、ガン患者には抗ガン剤や放射線照射、膠原病患者には消炎鎮痛剤やステロイドホルモン剤といった治療が施されていますが、これらはあくまでも対症療法であって、原因療法ではありません。

確かに、これまでのように病気の原因が突き止められなければ、対症療法もやむをえないものだったといえるでしょう。ですから、あるガン患者が手術を受け、抗ガン剤治療を受けたにもかかわらずガンが再発したり、残念ながら死亡してしまっても、明らかなミスがない限り、医師の責任が問われることはありません。それは、医師も患者も、責任は医師側にはないということを、お互いにある程度理解し納得しているからでしょう。

しかしこれからは、このような状況から脱却する必要があるのです。なぜなら、慢性疾患や難病と呼ばれているほとんどの疾患は、患者自身の生き方の偏《かたよ》りに起因しているからです。一例を挙げれば、長時間にわたる労働や心の悩みをずっと抱えているような生活です。このような生き方は交感神経を緊張させ続けます。交感神経が緊張しっぱなしになっていると、やがて血流障害と白血球による組織破壊が起こり、ついには膠原病やガンになってしまうのです。

このような考え方を理解すれば、自《おの》ずから患者は自分で病気をつくっていることに気づくことができるでしょう。そして、それまでの生き方を変えることによって、病気を治してゆけるのです。

これからの時代は、自分自身でつくった病気は自分で治すという、いわば「患者責任」の認識が必要になります。医療関係者も、患者にとってつらい対症療法は、むしろ病気の治癒にとってマイナスになることを知って、患者の生き方の無理を正し、サポートしてゆく流れに変わると思います。

本書によって、現在までの医療の弱点と、「患者責任」という考え方を学んでください。そうすれば、病気から逃れられる喜びだけでなく、病気が治ってゆく過程に感謝の念さえもいだくことができるのではないでしょうか。病気は私たちの生き方や考え方を正すために現れた光明だとさえいえるのです。

さらには、どうすれば病気を予防できるのかも分かります。すでに病気になってしまっている人も、今からでも遅くないのだということが分かっていただけると思います。

第1章　からだの仕組みを理解する

多細胞生物としての人間

現在、医学界で盛んに行なわれている分子や遺伝子、そして細胞内小器官などに関する分析研究は、細胞自体の細かい仕組みの解明にはずいぶん力を発揮しています。これらの研究によって、現代医学は大きく進展しているといえるでしょう。

しかし、人間は多細胞から構成される生命体です。ですから、細胞や分子のことが分かったとしても、辿《たど》り着けない領域があるのです。多くの構成細胞はそれぞれ機能を分担しているので、私は、その「調節系」が、私たち人間が引き起こす病気と繋《つな》がっているのではないかと考えています。

単細胞生物と多細胞生物では病気も異なるでしょう。単細胞生物の場合、分子、遺伝子、そして細胞内小器官で異常があれば、それは直ちに病気に結びつくと思われます。しかし多細胞生物の場合は、誕生までに、受精、胎児の細胞の増殖、出産など、多くの関門があるので、分子や遺伝子に異常があれば、誕生に至らないケースが多いのです。

従って、多細胞生物の病気は、「調節系」や「生体防御系」などのからだ全体に及ぶシステムの破綻《はたん》と繋がっている可能性を考えなくてはなりません。私が「調節系」の基本としての「自律神経系」や、「生体防御系」の基本としての「白血球系」に注目するのは、このような理由からなのです。

病気の原因を「調節系」や「生体防御系」などのシステムの破綻と捉《とら》えたとき、次に生じる疑問は、「自律神経系」や「白血球系」に異常が起こるのは、どのような場合なのかということです。進化のすえに多細胞生物に具《そな》わった、このような巨大で巧妙なシステムが、初めから破綻しているとは考えにくいからです。原因は他にあると考えるほうが矛盾がありません。

そこで私は、人間の生き方が大きく関わっているのではないか、と考えました。私たち人間は生命進化の過程で大きな能力を獲得してきましたが、その能力の限界を超えた生き方を選んでしまった場合は、どうなるでしょうか。

野生動物が、その生存を脅《おびや》かされる原因の多くは、まわりの環境の変化に関係しています。しかし、人間の場合はどうでしょう。脳が進化し賢くなり過ぎて、自分で自分の能力を超えた生き方を選んでしまう危険性が生れてしまったのです。本来具わっている能力以上の無理な生き方を、長年にわたって続けたらどうなるか、考えてみてください。これが病気に繋がるのです。

一方、その逆に、進化で獲得した能力を充分に使わない生き方を選んだ場合には、どうなるかという問題もあります。その機能は衰えるばかりでしょう。運動不足や肥満などの流れは、こちらです。また、からだの機能ばかりでなく、活力のない生き方もこちらに入るでしょう。このような生き方も、やはり病気に繋がるのです。

能力の限界を超えてしまっていたり、あるいは逆に、機能を使わな過ぎたりといった生き方を続けたとき、果たして「自律神経系」や「白血球系」は正常に働けるかどうか。この問題を追究してゆく必要があります。そこから、健康や病気というものの本質が見えてくるのではないでしょうか。

「調節系」の基本は「自律神経系」

私たちのからだの機能について考えると、血圧、血糖、呼吸、消化管の働きなど、思いつく現象のすべてが自律神経によって調節されています。そのほかにも、瞳孔《どうこう》の大きさ、汗や唾液《だえき》の分泌《ぶんぴ》、尿の排泄《はいせつ》、体温など、挙げると切りがないほど多くの調節が、自律神経の働きで行なわれているのです。

また、内分泌系も大切ですが、副腎皮質ホルモンや甲状腺《こうじようせん》ホルモンの分泌が開始されたり抑制されたりするのも、自律神経の作用があって初めて行なわれるのです。

このように、「調節系」の基本は「自律神経系」ですから、自律神経の働きを考慮しないで病気を考えると、混沌《こんとん》の世界に迷い込んでしまうことになります。現代医学では、高血圧症や糖尿病などの原因を、自律神経の働きを考慮せずに追究しようとするから、すべて原因不明ということになってしまうのです。

現代医学の弱点は、病気の成り立ちに自律神経の働きを考慮しないことから始まっているといっても過言ではありません。

自律神経はこのように多彩な働きを持っていますが、その構成は極めて単純です。つまり、「交感神経」と「副交感神経」の二つのバランスで、すべての調節が成し遂げられているのです。交感神経が働くと活発な体調になり、副交感神経が働くと休息の体調になります。

もう少し科学的に表現するなら、交感神経が働くとエネルギーを消費する体調になり、副交感神経が働くとエネルギー消費を抑制したり蓄積する体調になるということです。例えば、血圧の上昇は興奮の体調なので、交感神経の働きですし、血圧の下降は休息の体調なので、副交感神経の働きです。また、休息や睡眠とともに、物を食べることも副交感神経の働きなのです。

さらに細かくからだの機能について説明すると、強い光が当たって瞳孔が縮小するのは副交感神経の働きです。身を守る反応も副交感神経と関係しています。一方、気道が拡《ひろ》がるのは交感神経の働きです。これは活発な体調と関係があります。発熱、腫《は》れ、痛みは副交感神経の働きで始まりますが、体温が上がって発汗が起こると交感神経刺激にスイッチします。脈が速くなります。しかし、痛みが強過ぎて気絶してしまうような反応は、副交感神経の働きでしょう。気絶は、低血圧が極限に達した状態だからです。

「防御系」はどのようにして生まれたか

私たち人間をはじめとする多細胞生物で起こった進化の特徴は、構成細胞が特殊化したことです。そして、皮膚、腸、筋肉などのいろいろな細胞の特殊化が起こると、本来、構成細胞として共通して持っていたからだを守る機能はむしろ失われていきました。

例えば、筋肉の細胞では、ミオシン（筋肉の収縮に関わる蛋白質《たんぱくしつ》）やミオグロビン（筋肉に含まれる色素蛋白質。このため筋肉が赤く見える）を生みだして収縮力を発揮するという流れに入り、その防御機能は低下しはじめました。

そして、からだのなかに防御に専念する細胞を残すように進化していったのです。こうして生まれたのが、白血球です。つまり、「防御系」を白血球に担《にな》わせることで、他の細胞は更なる特殊化に専念できたわけです。

白血球とは何かというと、単細胞生物時代のアメーバのような細胞をそのまま残したものと理解すればよいでしょう。白血球の基本型はマクロファージ（貪食《どんしょく》細胞。からだのなかに入ってきた細菌などの異物を捕える）ですが、その姿や機能は単細胞のアメーバによく似ています。偽足《ぎそく》を出してからだのなかを移動しますし、異物が近くにあると飲み込んで無毒化するのです。

人間のような高等な多細胞生物でも、防御の基本はマクロファージです。この細胞は、存在する場所によって異なる名称がつけられています。脳ではグリア細胞、肺ではマクロファージ、肝臓ではクッパー細胞、血液では単球、骨では破骨細胞、組織では組織球という具合です。そのために、「防御系」の基本がマクロファージであるという概念が育ちにくかったのかもしれません。

私たちの研究室では、マクロファージがそれぞれの場所で、いつも間葉系の幹細胞（多分化能を持ち、移植すると多くの組織の再生を促進する）から再生されていることを見つけ出しました。骨髄は、進化して陸上生活を始めた生物の間葉系幹細胞を大量にかかえる場所ですが、進化の過程からいえば新参者です。

その後、マクロファージから細菌処理にすぐれた顆粒球《かりゅうきゅう》と小さな異物処理にすぐれたリンパ球が派生します。顆粒球とリンパ球という、この二大防御細胞が、前線を守るという流れに入ったのです。その働き具合を調節しているのはマクロファージで、さらにいえば、それらは自律神経に支配されているのです。

つまり、自律神経のなかの交感神経が活性化すると、白血球のなかの顆粒球（細菌を貪食するのに優れている）が増加し、副交感神経が活性化すると、リンパ球（免疫《めんえき》を司《つかさど》る）が増加するのです。これらの分化はからだを効率よく護《まも》るために生まれたものでしょう。

しかし、自律神経の働きが、交感神経、あるいは副交感神経のどちらかに偏《かたよ》り過ぎると、顆粒球、リンパ球という二大白血球の過剰反応も生まれ、病気をつくり出してしまうのです。

この考えを取り入れなければ、病気の成り立ちを理解することはできません。

顆粒球とリンパ球

　生体防御系の基本である白血球は、血液1マイクロリットル中に5000〜6000個存在しています。そのうちの約60%を占めるのが顆粒球で、好中球、好酸球、好塩基球がそれぞれ働きを分担しています。その9割が好中球で、大きさは直径が10〜15ミクロン（1ミクロンは1000分の1ミリメートル）です。リンパ球は、顆粒球よりやや小さくて直径は6〜10ミクロン、T細胞、B細胞、NK細胞などに分かれています。T細胞は、からだに異物が入ってきたら、みずから捕えに行き、B細胞は抗体を産生して、その抗体で異物を捕えに行きます。

　からだに入った異物のうち、粒子の大きなものは顆粒球で、小さ過ぎるものは、リンパ球で対処します。刺激の違いを判断して顆粒球とリンパ球にシグナルを出すのはマクロファージです。顆粒球は、その顆粒が持っている、いろいろな酵素で処理するだけでなく、活性酸素の供出も行なって異物と闘います。リンパ球はマクロファージの貪食能を退化させ、マクロファージが使っていた接着分子を使って異物を凝集させて処理します。

白血球のうち、顆粒球は自律神経のうちの交感神経に支配され、リンパ球は副交感神経に支配されています。その働きは、風邪をひいたときの症状で説明すると分かりやすいでしょう。まず、風邪をひくと、最初はからだがだるくなり、やがて熱が出てきます。これはウイルスとリンパ球が闘っている状態です。分泌を調節している副交感神経優位の状態なので、サラサラした鼻水が出ます。その後、治癒期《ちゆき》になると、自律神経反射によって、交感神経が優位になり、顆粒球が増加してきます。分泌現象も抑制されるので、洟《はな》や痰《たん》が化《か》膿性《のうせい》のネバネバした状態に変わります。これは顆粒球が増加して常在菌と闘っている症状でもあるのです。

自律神経は1日24時間で起こる日内リズムや、1年の年内リズムで、バランスをとりながら揺れ動いていますが、働き過ぎや、強いストレスで交感神経緊張になると、白血球のうちの顆粒球の占める割合が増え、過剰反応が起こってしまうことになります。細菌がそれほどいないのに反応すると、自分自身の細胞を攻撃してしまうのです。このようなメカニズムで、胃《い》潰瘍《かいよう》や潰瘍性大腸炎などの組織破壊が起こるのです。

反対に、副交感神経優位になり過ぎると、リンパ球が多過ぎて、微量な抗原にも反応してしまい、アレルギー反応を起こしやすくなります。アレルギー性の皮膚炎や気管支ぜんそくなどの疾患や、発熱・発疹を伴うような強いアレルギー性の炎症を起こしてしまうのです。

好酸球

交感神経支配下にある顆粒球はストレスによって増加し、行き過ぎた場合には、過剰反応として組織破壊を引き起こします。私が顆粒球について話をするとき、その分画（サブセット）である好中球、好酸球、好塩基球については説明していません。あまり細分化した話は全体像がつかめなくなる危険を孕《はら》んでいるからなのですが、時には、分析する意義もあると思うので、ここでは分画について述べてみましょう。

ふだんからがんばり過ぎる傾向にある人が、いつも以上に無理をしてしまったときに増加するのが好中球です。好中球は顆粒球の9割を占めているので、顆粒球増多という場合は、ほとんどは好中球の増多なのです。赤ちゃんが生まれるときに、肺呼吸開始による酸素ストレスで増加するのも、すべて好中球です。

ところが、そもそもゆったりした副交感神経優位の人がストレスを受けた場合は、好中球に加えて、好酸球や好塩基球が増加してくる傾向があります。副交感神経優位の人はリンパ球が多くアレルギー体質なので、ハウスダストなどの抗原に過敏になり好酸球が増加するのです。抗原はIgE抗体で捕まえる必要があるので、好酸球増多とともに血中のIgEの値が高くなります。

このIgE抗体と抗原の複合体が好酸球に結合して、好酸球から化学メディエーターという物質が放出され、炎症が起こります。炎症は抗原をからだの外に出したり、その部位から洗い流したりするために必要な反応なのです。好酸球増多を伴う胃炎や大腸炎は、このようにして誘発されるのです。

好酸球は寄生虫疾患でも増加しますが、抗原を外に出すというメカニズムはハウスダストの場合と同じです。つまり、寄生虫排除の免疫システムもアレルギー反応で起こっているということです。寄生虫でアレルギー症状が強く出るのも、リンパ球と好酸球が多い人たちなのです。好酸球増多の人は、色白だったり肥満ぎみだったりすることが多いのです。

NK細胞

すでにお話ししたように、白血球の基本型はマクロファージで、ここからリンパ球も派生しています。リンパ球には、進化の極限に達したT細胞とB細胞がありますが、一遍にこの進化レベルにたどり着いたわけではありません。NK細胞と胸腺外分化T細胞を経て、T細胞とB細胞が生まれました。つまり、マクロファージからリンパ球への進化の過程で、最初に現われたのがNK細胞なのです。

NK細胞は、T細胞やB細胞のように特異的抗原認識レセプターをいまだに獲得していません。つまり、T細胞はT細胞レセプターを、B細胞は抗体を細胞膜上に発現して、特定の抗原を認識するのに対して、NK細胞は特定の抗原と反応するレセプターを持っていないのです。しかし、細胞膜上に複数の接着分子群（NKR－P1、NK1・1など）を発現していて、この組み合わせによって反応する相手を決定しています。

ＮＫ細胞が攻撃するのは、異常化した自分自身の細胞です。腫瘍《しゅよう》細胞、ウイルス感染細胞、同種移植片、ＭＨＣ（主要組織適合抗原）を失った細胞などで、Perforin（パーフォリン）とFas ligand（Fas陽性細胞を攻撃）のキラー分子を使って相手を攻撃します。この他、グランザイム（顆粒酵素）も使います。

ＮＫ細胞は、マクロファージから進化したてのリンパ球なので、マクロファージと少し形が似ています。それで、大型顆粒リンパ球（Large granular lymphocytes：LGL）とも呼ばれるのです。また、マクロファージが持つ貪食能も弱いながら保有しています。次の進化で現われた胸腺外分化Ｔ細胞も顆粒リンパ球の形をしていますが、サイズが少し小さくて細胞質内の顆粒も少なくなっています。胸腺外分化Ｔ細胞もＮＫ細胞と同様に異常自己細胞を攻撃（自己応答性）しますが、既にＴ細胞レセプターを獲得しているので、認識法が異なります。しかし、攻撃するキラー分子の使い方は、とてもよく似ているのです。

ＮＫ細胞は、細胞膜上にアセチルコリン受容体とともにアドレナリン受容体を持っているので、ストレスがあるとＮＫ細胞の数は増加します。このため、多くのガン患者では、ＮＫ細胞の数はむしろ増加しているのです。

しかし、数は増えているにもかかわらず、ＮＫ機能は低下しています。活性化させるためのパーフォリンの分泌が、副交感神経支配下にあるため、ストレスの多いガン患者では活性化しないのです。

入浴、体操、笑いなどによってストレスを除くと、NK活性は上昇することが明らかになっています。

断食《だんじき》すると、からだはどう反応するのか

2005年の正月は元日、2日と平穏に過ごしましたが、3日の朝、お腹《なか》が苦しくて目が覚めました。人間は理屈をつけるのが好きだなとつくづく思ったのですが、私は、お腹が苦しいのはまず、夕食を食べ過ぎたからだと考えました。しかし、からだの節々が少し痛いし、だるいので、次に考えたのが、2日に娘たちと卓球とボウリングをして遊んだから、筋肉痛が出たのだろうということでした。とにかく、朝食を抜いて様子を見ることにしました。

昼前に寒気がしてきましたので体温を測ると、35・6℃でした。低めです。1時間後、からだが熱っぽくなって、体温は37・1℃になっていました。ここで初めて、風邪をひいたことに気がついたのです。我ながら鈍いですね。1週間前に、次女がお腹の痛くなる風邪をひいていたのです。ここでやっと謎《なぞ》が解けました。

半年間くらい、周囲の人が風邪をひいても自分はひかなかったので、これはいい機

会だと、自分の風邪の経過を観察することにしました。昼食も抜いて寝ていました。夕方からは寝ているのに飽きてしまったので、微熱のまま本を読み出したのですが、熱があると血行が良くなるので、本を読みつづけても、からだ自体は疲れますが、目の疲れは少ないと感じました。夕食もほとんど食べずに寝て、翌朝にはほぼ治りました。正味1日半のつらさだったわけです。

次の日、大学に出て郵便物を見ていたら、日本綜合《そうごう》医学会会長の甲田光雄先生の年頭所感が届いていました。その中に、断食の力は「自食作用」にありということが述べられていました。ちょうど1日断食をした後だったので、内容がスムーズに頭に入ります。断食をすると栄養が外から入ってこなくなるので、栄養素は自分のからだのなかでつくらなくてはなりません。

断食の極限は、遭難事故などによって、何日も食事（や水）が摂《と》れなくなることでしょうが、絶食が続くと、脂肪だけでなく、やがては筋肉、内臓、骨なども痩《や》せ細っていきます。

白血球は単細胞生物時代の生き残りで、マクロファージが基本型ですが、絶食状態では、マクロファージが自分の組織を食べ、自食作用によってエネルギー源をつくりだすのです。

軽い断食の場合なら、この自食作用を真っ先に受けるのは、ポリープやガン組織など、本来その人にとって必要のない部分だといいます。進化した顆粒球とリンパ球による生体防御の他に、マクロファージの自食作用による第三の免疫があるということです。

思えば、甲田先生の新年のお話を実感するために、風邪をひいたようなものでした。

マクロファージは、からだを再利用している

　腸の粘膜の細胞はいつも再生しています。陰窩《いんか》と呼ばれる小さな穴で分裂新生した腸管上皮細胞は、腸絨毛《ちょうじゅうもう》を先端の方へ上昇し、ついには粘膜から剝《は》がれて腸の内腔《ないくう》へ放出されます。実際、便の中には破壊された腸管上皮細胞が存在しています。

　ところで、モルモットの腸を電子顕微鏡で観察して、興味深い現象を発見した人がいます。現在、北海道大学医学部教授（解剖学講座組織細胞学分野）の岩永敏彦氏です。岩永氏は、新潟大学名誉教授の藤田恒夫先生（岩波書店刊『腸は考える』の著者でもある）のお弟子さんですが、岩永氏がモルモットの腸絨毛を観察したところ、腸上皮はあまり腸管内腔に脱落してゆかず、粘膜下に存在するマクロファージがせっせと死にかけた腸上皮を貪食《どんしょく》している像が写っていたそうです。つまり、マクロファージは自食作用を発揮して、からだの一部を再利用していたのです。

　すべての腸管細胞が内腔に捨てられてしまっては、エネルギーが無駄になってしま

います。単細胞生物時代のアメーバの生き残りであるマクロファージは、自分のからだの一部を再利用して、エネルギーの無駄を防いでいたのです。マクロファージが死滅腸管細胞を再利用する比率は、動物によって異なるということですが、人間の場合はこの再利用率が極めて低いそうです。

断食の話でも触れましたが、動物であれ人間であれ食糧が乏しい場合は、このマクロファージの自食作用を亢進《こうしん》させて乗り切ろうとするのでしょう。私たちは、食事の量を減らしても、体重が減少しないという現実に時々出くわします。

食事の量を減らすと、ある程度までは痩せていきますが、その後体重は一定のところで止まることが多いと思います。これは、マクロファージが腸管や肝臓や皮膚などの再生臓器で自食作用を亢進させ、エネルギーの無駄を徹底的に省くという現象が全身で起こるためなのだろうと思います。

また、動物は、腸管細菌叢《さいきんそう》の働きで落ちこぼれた死滅細胞を栄養源として再利用し、その増殖した細菌を消化することによって、さらに利用効率を上げることができるのでしょう。

このような状態の極限が、「霞《かすみ》を食べて生きる仙人」なのかもしれません。こんな言葉が残っているのは、そういう人が過去に実在したからだと思うのです。

遺伝子の働き

生物のほとんどの構成細胞は受精卵と同じDNAを持っていて、全能的潜在能力を核に保有しています。クローン羊のドリーも乳腺《にゅうせん》細胞の核から誕生しているのです。しかし、細胞の核内の多くの遺伝子はスイッチがオフになっていて、働いていない状態になっています。核内のわずかな遺伝子だけがスイッチオンの状態で、DNA↓RNA↓蛋白《たんぱく》合成の流れで特別な蛋白質をつくり、特殊な細胞としての性質を現わしているのです。

このようにして、皮膚の細胞がケラチンをつくって皮膚細胞らしくなったり、骨の細胞がコラーゲンを作って骨細胞らしくなったりしているのです。もちろん両者には共通の蛋白質もあるので、共通のDNAのスイッチがオンになることもあり得ます。また、蛋白質のなかには、構成要素としての蛋白質だけでなく、細胞内の反応を媒介する酵素も多いのです。

構成蛋白質であっても、反応を媒介する酵素であっても、その産生が抑制されると、個々の細胞の活力は低下してしまいます。特に、体温が低下して代謝に必要な温度が得られなくなると、ＤＮＡ↓ＲＮＡ↓蛋白合成の反応は鈍くなったり、停止してしまうのです。

さらに、循環血流の低下は体温低下と並行して起こるので、細胞に運ばれる酸素と栄養も低下してしまいます。こうした流れでも、ＤＮＡ↓ＲＮＡ↓蛋白合成の反応は停止してしまうのです。

このように考えると、病変がからだのあちこちに引き起こされる背景には、低体温と循環障害があることがわかります。また、低体温や循環障害によって起こる働きの低下は、遺伝子のスイッチがオフの状態であり、からだを温めて病気が癒《いや》されてゆく状態は、遺伝子のスイッチがオンになっている状態だということもできるでしょう。

筑波《つくば》大学名誉教授で、遺伝子解析の世界的権威である村上和雄氏の「笑いで遺伝子のスイッチをＯＮにする」という話が評判になっていますが、これを細胞の特殊化ではなく、細胞の働きの再生と考えると、よく理解できると思います。ＤＮＡ↓ＲＮＡ↓蛋白合成の反応は、代謝過程で、一定の体温がなければ働けない世界なのだと理解しなくてはなりません。

体温を決めているのも自律神経

体温決定の中枢《ちゅうすう》は脳にあります。そして、その部位は自律神経中枢の視床下部です。恒温動物は、一定の体温を維持して、寒暖に関係なく代謝を起こして活動することができます。つまり、自律神経の働きで体温が保たれることによって生きていられるわけです。

しかし、動物の種類によって体温は異なります。鳥など空を飛ぶ動物は体温が高いですし、イルカやシャチなど水に棲《す》む動物は体温が低いのです。空を飛ぶことは自分の体重を重力に逆らって持ち上げることなので、多くのエネルギーを要するためでしょう。逆に、水に入った動物は、水の浮力で体重を支えることができるので、エネルギー必要量が低下したのだと思います。

また、同じ種類の動物でも、その生き方によって体温は変化します。人間でも活発な人は体温が高いですし、のんびりした人は体温が低い。つまり、体温はその動物の生き方を反映しているのです。

そして、DNAからRNAを経て蛋白合成に向かう代謝も温度の影響を受けるので、体温の維持は生き続けるための最も基本的な因子ということができます。低体温の進行は、その生命体の死へと繫《つな》がるのです。体温を上げるには、体操などを行なってからだを動かす必要があります。

健康や病気について考えるときに、体温のことを考えなければ、本質に迫ることはできません。そして、その体温を調節しているのが自律神経なのです。

交感神経がある程度刺激されている状態は低体温とは縁のない世界で、体温でいえば36・5～37・0℃くらいです。しかし、からだに無理がかかるレベルまで交感神経の緊張が進むと、36・0℃以下というような低体温になり、顔色は悪く黒ずんできます。

一方、副交感神経がある程度優位の状態は36・0～36・4℃くらいの低めの体温ですが、低体温とまではいえません。しかし、運動不足、肥満、疲れやすいなどの流れまで進むと、副交感神経過剰優位となり、36・0℃以下の低体温になります。この場合は、肌の色は白いが皮膚に弾力がなく、むくみが出てきます。

昔から東洋医学では「冷えは万病の元」といいますが、自律神経の働きを導入すると、さらにその原因まで辿《たど》り着くことができるのです。

分析科学だけではこの世のすべての現象は理解できない

前にもお話ししたように、私たちのからだは細胞から構成されていて、細胞は一つの生命体として完成しています。現代医学は、この構成単位を追究することによって研究が進められています。細胞の構成単位は細胞内小器官に分けられます。DNAの入った「核」があり、蛋白合成をする「小胞体」があります。また、代謝を行うエネルギー源をつくるための「ミトコンドリア」があります。エネルギーを得て、DNA→RNA→蛋白合成と進んだ生成物は「ゴルジ体」を経て集合し、「細胞膜」に移送されて働き出すのです。細胞膜自体も細胞内小器官と呼んでもよいでしょう。

現代医学の研究テーマの対象は、このような細胞内小器官で起こる働きや構成分子群が中心になっています。細胞の興奮、興奮で起こるシグナル伝達、構成巨大分子群とそれを支配する遺伝子、遺伝子の発現機構などのテーマが、盛んに研究されています。分子の働きを知るには、その分子と対応している遺伝子をノックアウト（働かなくする）したり、強発現させたりすればよいので、マウスを使った実験が花盛りです。これらは、ノックアウトマウスとかトランスジェニックマウスとか呼ばれます。

しかし、このような流れで研究が進んでも、病気の治療に役立つことはほとんどないのが現状でしょう。分析科学だけでは、この世のすべての現象は理解できないからです。何度もいうように、多細胞生物としての生体は、単なる分子、遺伝子、細胞内小器官、細胞の集合体ではありません。ですから、細胞や分子に異常があれば、受精や胎児の細胞増殖のレベルで異常を来たし、この世に生まれてこられないでしょう。つまり、細胞や分子の異常は病気とあまり関連してこないのです。

多細胞生物の破綻《はたん》は、調節系、防御系、循環系などのような、多細胞生物になってから新しくできた系統の破綻によって起こり、これらの異常がからだのあちこちの細胞を障害しているという形で起こっているものと考えられるのです。

このように、トータルに行なわれている働きから病気を理解してゆくという流れが、人間の病気のメカニズムを解き明かしていくことになるでしょう。総合医学とか統合医療とかいわれる分野です。

糖尿病になる仕組み

私たちの構成細胞が代謝を営むためには、糖を利用してエネルギーを得なければなりません。低血糖になってしまうとからだが動かなくなるのは、からだのこのような仕組みのためなのです。

ヒトの血糖値は１００mg／dℓくらいですが、体温が高く代謝エネルギーの盛んな鳥類の血糖値は２００mg／dℓ、またはそれ以上です。このことから、活力の源が血糖であることがわかります。人間でも低体温の人は血糖値が低いのです。

この血糖の維持も、自律神経系によって調節されています。活発な人は血糖値が高く、のんびりした人は血糖値が低い。また、働き過ぎや強いストレスをかかえていたり、息切れするほど過度の肥満の人は、交感神経緊張状態にあるので、インスリンの分泌《ぶんぴ》が悪くなっています。インスリンの分泌は副交感神経支配下にあるので、交感神経緊張の人はこの分泌が抑制されてしまうのです。そのため、甘い物を摂取すると、交感神からだのなかで糖を処理しきれずに血糖値が上昇してしまいます。この流れが糖尿病です。

現代は、夜更《よふ》かしの子供が増えています。夜更かしすると、体温の上昇や血糖の上昇が夜中にシフトしてしまいます。そのため、逆に昼過ぎまで低体温と低血糖が続いてしまうのです。

低血糖では活力を得られないので、このような子供は学校に行っても姿勢を正して授業を受けることができなくなってしまいます。また、大学生が講義中によく寝てしまうのも原因は同じで、低血糖のためなのです。夜更かしの生活から脱却しなければ、活力をとり戻すことはできません。このことをよく理解してほしいのです。

私たちは低血糖状態から逃れるために、まず、甘い食べ物や飲み物で血糖を上げようとします。しかし、甘い物を摂取すると、血糖上昇に反応して大量のインスリンが分泌され、急激な高血糖に続いて急激な低血糖が誘発されます。そのため、甘い物を摂取したのに、発作的に低血糖になる場合もあるのです。お菓子やジュースではなく穀物から糖を摂《と》れば、血糖の上昇もゆるやかなので、強い低血糖にもなりにくいでしょう。

また、イライラしたり、怒ったり、興奮することでも血糖は上昇します。交感神経が緊張すると、アドレナリンの分泌で血糖は上昇します。食べ物を摂取しなくても、血糖は上昇するのです。

副交感神経優位のゆったりした気分のときには血糖は下降します。これは、のんびりしたおだやかな気持ちで、怒りのない状態といえます。

自律神経の状態によって血糖が上昇したり下降したりするということを知ることが、糖尿病から脱却する早道なのです。

また、体温と血糖はあるレベルまでは、一緒に上昇しますが、交感神経が強く緊張するレベルまで達してしまうと、高血糖なのに低体温になってしまいます。顔色が悪い、手足が冷たい、尿が充分つくれないなどといった状態です。これがまさしく糖尿病の病態なのです。

動物の体温と血糖値

人間の体温は、およそ37℃で血糖値は１００㎎／dℓくらいです。体温も血糖値も24時間のなかで、日内リズムを持って変化しているので、これはあくまでも平均値です。ネズミの体温は、およそ38℃で血糖値は１８０㎎／dℓくらい。すばしこいので代謝が高くなるため、このような値になるのです。人間でも、よく動き回る人は体温も血糖値も高いのです。

前にもお話ししましたが、鳥類は、みんな体温が高いようです。ニワトリでさえ41℃あります。そして、血糖値は２３０㎎／dℓにも達します。人間だったら、間違いなく糖尿病といえる数値ですが、これがニワトリでは普通なのです。鳥類は空を飛ぶため、動物のなかでも高体温で、そのエネルギーを支えるために高血糖でもあるのです。人間の場合にあてはめてみれば、元気ながんばり屋さんが、働き過ぎた結果なってしまうのが糖尿病なのです。特に、肥満していない患者さんは、ご自分の生活をよく考えてみてください。

水棲《すいせい》の動物はイルカでもシャチでも体温が低く、35℃くらいです。水の浮力があるので、代謝エネルギーが少なくて済むためでしょう。ジュゴンやマナティーも35℃くらいです。これらの動物は、自分の体重を自分の力で支えることをあきらめて、水に入ったのだともいえそうです。そして血糖値も低く、１００mg／dℓ前後、あるいはそれ以下です。ここでも体温と血糖値は、正比例の関係を保っています。

同じ水棲動物でも、ときどき陸に上がるような動物は、イルカやシャチよりも体温や血糖値が高くなっています。この仲間がアザラシ、アシカ、セイウチ、オットセイ、ラッコです。すべて重力に対応して体温と血糖値が決っていることが分かるでしょう。

犬については、まだ犬種によるデータが揃《そろ》っていないのですが、種によって体温と血糖値がまちまちなのではないかと予想しています。すばしこくて、キャンキャン吠《ほ》えるような小型犬は、体温が高くて血糖値も高く、動きのゆったりした大型犬は、低体温、低血糖なのではないでしょうか。

血液中に流れているもの

血液のなかには、たくさんの微生物や食片（食べ物の断片）が存在しています。10^6個に１個くらいの割合で酵母は消化管を素通りして血液中に入り、その一部はさらにその形を保ったまま尿中に排泄《はいせつ》されてしまいます。酵母は真核の単細胞生物でサイズも大きいですが、微生物群のなかの細菌でしたら、サイズが酵母の１００分の１ないし４分の１くらい小さいので、容易に血液に侵入していくことは間違いありません。

実際、無染色の血液をスライドグラスに置き、カバーグラスをのせて顕微鏡で見てみると、赤血球と赤血球の間には、たくさんの微粒子がうごめいているのが見えます。この微粒子は細菌類と食片です。一般に動脈血や静脈血には、細菌類と食片の量は比較的少ないのですが、門脈血には極めてたくさん存在しています。門脈は小腸で吸収された栄養が肝臓に流れていく最初の血管だからです。

では、多くの微生物や食片が血液中にあっても、病気にならないのはなぜなのでしょう。それは、私たちのからだが二つの防御力によって支えられているからなのです。一つは、これまで説明してきた、白血球による防御です。白血球は血液1マイクロリットル中に5000個ほど存在し、過剰な細菌群や食片を貪食能《どんしょくのう》(phagocytosis)によって処理しつづけています。白血球の基本であるマクロファージ(血液中では単球と呼ばれる)と、ここから派生した顆粒球《かりゅうきゅう》(その90%は好中球)が、この貪食能に関わっています。

もう一つの防御は、強力な細菌増殖阻止能を保有している血清自体が行なっています。これに関わっている最大のものが、補体と免疫《めんえき》グロブリンです。補体は抗原と抗体の複合体や病原微生物に結合すると活性化されて、抗体の働きを補助したり、溶血・溶菌作用などを現わしますが、熱(56℃、30分)によって活性が失われてしまいます。免疫グロブリンはこの加熱処理にも耐えられます。

私が細菌培養の実験をしていた頃の経験ですが、細菌の液体培地のなかに血清をたった1%加えただけで、多くの細菌は完全にその増殖を抑制されてしまいました。つまり、私たちの血液中に侵入した細菌は、増殖を阻止されたまま循環しているのです。

サラサラ血とドロドロ血

赤血球は血液の主成分をなす単細胞で、酸素や二酸化炭素を運ぶ働きをしています。真ん中がへこんだ円盤型をしていて柔軟性に富んでいます。大きさは直径7〜8ミクロン、1マイクロリットル中に450万〜500万個存在しています。

この赤血球の形や重なりによって、健康状態を知ることができます。血液の様子は位相差顕微鏡を使って観察することができますが、テレビの健康番組などで放送されたりしているので、見たことがある方も多いでしょう。

どうして赤血球の状態が健康の指標となるのでしょうか。まず、お茶の水女子大学ライフサイエンスの川口洋子氏らの論文「細胞とイオンチャンネル」を簡単に紹介しましょう。

生体の基礎代謝の中のかなりの部分は、細胞内電位を約マイナス75ミリボルトに保つために費やされています。真核細胞の場合は、この作業は細胞内Na^+イオンを細胞外に汲《く》み上げることによって行なわれます。これを行なっているのはNa^+-K^+ポンプで、1個のATP（アデノシン三リン酸）を使って、3個のNa^+イオンを細胞外へ汲み上げ、2個のK^+イオンを細胞内に取り入れています。これは、平時に汲み上げておいたNa^+イオンのエネルギーを必要なときにいつでもすぐに利用するためです。細胞内外の電位差が変化すると、細胞外に汲み上げておいたNa^+イオンが細胞内にどっと入ってきます。

少し説明が難しかったかもしれませんが、この論文にあるように、細胞の内外に生じた電位差によって、細胞膜外にはプラスの荷電が生じるので、本来細胞同士は反発しあって凝集しないのです。これが健康な人の赤血球が凝集することなく、バラバラに存在する理由です。血液がサラサラ流れます。

一方、健康を害した人は、低体温や血液のpHが酸性に傾くために基礎代謝が低下し、充分な細胞内外の電位差をつくることができません。このため、細胞間の反発力が低下し、赤血球も凝集しはじめるのです。いわば、血液がドロドロした状態です。

また、多細胞生物の組織片をプロテアーゼ（蛋白質《たんぱくしつ》を分解する働きのある酵素）で処理すると、接着分子が壊され、細胞はバラバラになってしまいます。これは、細胞間の荷電が働いて反発し合うためなのですが、このことから、多細胞生物は、接着分子を使うことによってこの反発を防ぎ、凝集させることに成功したのだと考えられるのです。

ストレスで体温が下がるのはなぜか

いろいろなストレスを受けると、ステロイドホルモンの血中濃度の上昇と、体温低下、血液pHの低下などの生体反応が同時に現われます。これは、臨床検査の結果でも、あるいはマウスの実験でも明らかになっています。ステロイドホルモン、つまり副腎皮質ホルモンは何のために分泌され、体温まで下げてしまうのでしょうか。ふつうに考えれば、体温を上げて代謝を高めたほうが、ストレスに対抗できるように思えるからです。

実際、ストレスに対する一つの対処法として、代謝を上げて闘うこともあって、ストレスが小さいときは、ステロイドホルモンが短時間分泌され代謝が亢進《こうしん》する現象が知られています。しかし、大きなストレスを受けた場合には、代謝を抑制して、じっと身を潜めてやり過ごすという方法もあるのです。

大量のステロイドホルモンは、体温を下げ、代謝を下げて免疫系を抑制してしまいます。ストレスによる胸腺萎縮《きょうせんいしゅく》や末梢《まっしょう》の免疫抑制は、ステロイドホルモンによる作用です。

ステロイドホルモンの低体温誘導は、具体的には、細胞の膜電位の低下として現われてくることが明らかになってきました。前項でもお話ししたように、膜電位は、Na^+イオン、K^+イオンの細胞内外の落差によって約マイナス75ミリボルトに維持されていますが、体温が下がると、この落差をつくり出せなくなるので膜電位が減少してしまいます。膜電位が減少すると、細胞が興奮するための電位がつくれなくなるので、細胞は働きを低下させてしまうのです。

健康な人の血液はpH7・35〜pH7・45の間を行き来していますが、ストレスの多い人や病人の血液のpHは7・35を割り込んでしまいます。pH7・35を割り込むと、細胞興奮のための電位変化をつくれなくなるのだと考えられています。pH0・1の変化は、膜電位5・9ミリボルトの変化に相当するということです。

このようにして、ステロイドホルモンによってつくりだされた体温や血液pHの低下は、細胞の働きを止める力となってしまいます。また、細胞刺激後のDNA↓RNA↓蛋白合成の代謝も体温の影響を受けています。低体温では、蛋白合成が低下し、酵素合成なども抑制されてしまうのです。

夜に寝てからだを休めるのも、動物が冬眠するのも、ストレスで体温や血液pHが下がるのも、からだの消耗を小さくして身を守るための現象として理解することができます。

生体で分泌されるステロイドホルモンは、ストレスが去れば、いずれ抑制されますが、もし、ステロイドホルモンが薬として処方されると、いつも低体温で生きることを強いられることになるのです。ステロイド剤の害が分かっていただけるでしょう。

人間はぎりぎりのところで生きている

長寿の人なら100年も生きるので、人間は大いにゆとりを持って生きているようにも思えます。一方で、意外にぎりぎりの瀬戸際《せとぎわ》で生きているようにも感じられます。

1気圧は約1013ヘクトパスカルですが、低気圧が来て1000ヘクトパスカルくらいになると、からだがだるく、頭がボーッとしてしまいます。そして、低気圧が3日も続くと、すっかり元気がなくなってしまうのです。これは、副交感神経優位の体調になったためなのです。空気中に含まれる酸素の量が1・4％減少しただけで、これだけ影響を受けるのだから大変です。酸素が大気に占める割合は21％ですが、酸素量の上下だけで、人間はつらい目に合ってしまうことになるのです。

低気圧は暖気と寒気の温度差からできます。冬は本来高気圧の時期ですが、日本海側の地域は対馬《つしま》暖流の影響で低気圧となり、冬に曇り空の日が続くことになります。日本海側の地域で自殺者が多いのには、こうした環境も影響していると思われます。

私たちは心に悩みを抱えていると、顔色が悪くなりますが、これは交感神経側に偏《かたよ》ったときの体調なのです。交感神経緊張は血管の収縮を招くので、悩みが深いと血流低下によって顔色が悪くなります。このとき、顔面だけが血流障害を起こしているわけではありません。もちろん内臓諸器官にも血流障害が起こっているのです。心の悩みだけで、私たちのからだに害になる反応がこれだけ起こるのです。こうしてみると、人間がぎりぎりのところで生きていることが実感できるのではないでしょうか。

ぎりぎりのところで生きている人間が、さらに瀬戸際に追い込まれる生き方があります。それは、意外に思われるかもしれませんが、生き方がおだやか過ぎて、感受性がさらに高まることなのです。おだやかさは、本来はストレスとは無縁なのですが、それも行き過ぎると神経過敏になってストレスを受けやすくなってしまうのです。これが、副交感神経過剰優位の人たちが、アレルギーや膠原病《こうげんびょう》になっている理由です。このような人たちは、気圧の変化にも過敏になって、低気圧になると膝《ひざ》が痛くなったり、気分が落ち込んだりしてしまいます。

人間がぎりぎりのところで生きていることを知ると、あまり無理をしないように気をつけることができますし、反対に楽をし過ぎる生き方からも脱け出せるのではないでしょうか。

ストレスによる副交感神経刺激

ふつうストレスを受けると、脈拍が増加する、血圧が上昇する、血糖値が上昇するなどの交感神経刺激反応が起こります。しかし、時にはストレスによって副交感神経反応が起こることもあります。

このような逆転した反応が起こるのは、ストレスの強弱や受け手側の自律神経レベルが関係しています。ストレスで副交感神経が刺激された場合、具体的にどんな反応が現われるかといいますと、徐脈、血圧が下がってショック状態になる、などで下痢や失禁などもそうです。強い光に当たって瞳孔《どうこう》が縮小するのも副交感神経反応です。

このような反応を詳しく見てみると、副交感神経反応は、生体がストレスに対して攻撃的に立ち向かうのではなく、受け流して身を守る、害となるものを排泄するという対処法であると理解することができるでしょう。前にもお話ししたように、ストレスに積極的に立ち向かうばかりではなく、時には逃げの一手で切り抜けるということもあるということです。特に、あまりにも深い悲しみや強い恐怖に出会ったときには、気絶してやり過ごすという方法さえ選ぶのです。これが副交感神経反応の生物学的意味だと思います。

下痢や失禁は、からだに襲いかかるストレスや害を外に排泄しようとする反応です。これと似た反応が、くしゃみ、咳《せき》、鼻水などで、むせたり、吐き気がしたりするのも同様です。その際に、からだの外に出すべきものは、冷たさだったり、ハウスダストだったり、辛い物だったりします。ただし、嫌なものを見て鳥肌が立ったり、脂汗《あぶらあせ》が出たりする反応は、微妙ですが交感神経刺激反応でしょう。

副交感神経反応は、強烈なストレスが短期間に襲ったときに起こしやすいということができます。また、酸味（酢など）や苦味（漢方薬など）の起こす反応も副交感神経反応です。これらはストレスで交感神経緊張状態にある人に効果を発揮します。

同じストレスでも、逆転した自律神経反応を起こすというのは、とても興味深いことです。

病気について

健康と病気を比較すれば、病気は確かに悪い状態だといえるでしょう。しかし見方を変えると、病気は悪い事態がからだに発生したことを私たちに知らせているわけですから、よい面も持っているともいえるのです。

病気につきものの症状といえば、第一に痛み、第二に腫《は》れ、第三に発熱でしょう。いずれも不快なものですが、もし痛みがなかったら、どうなるでしょう。病気に気づくのが遅れてしまいます。痛いから、傷を受けたことがわかるのです。腫れは炎症ですが、それは血流の増加をも意味しています。傷が治るためには、大量の酸素や栄養を患部に送って組織を修復しなければなりません。腫れは痛みと同様に大切な生体反応なのです。

第三の発熱も目の敵にされることが多いですが、これは代謝の亢進と理解しなくてはいけません。DNA↓RNA↓蛋白合成という代謝経路を活発化するためには、特に熱が大切なのです。発熱なくして病気は治らないといってもよいくらいです。これらについて理解しなければ、病気と正しく付き合うことはできません。

ここで、プロスタグランジンという組織ホルモンについて説明しておきましょう。プロスタグランジンは、血管拡張、発熱、痛みを出す力を持っています。痛み、腫れ、発熱といった病気の多くの反応は、このプロスタグランジンによってなされているのです。

病院でよく処方される消炎鎮痛剤は、このプロスタグランジンの産生を阻害する薬です。そのため、消炎剤、解熱剤《げねつざい》、痛み止めなどとも呼ばれます。現代医学では、非常にたくさんの薬剤が病気の治療のために使われていますが、この消炎鎮痛剤は薬の横綱ともいえるほど、その使用量が飛び抜けています。

しかし、このプロスタグランジンの産生を抑えるということは、痛みが止まる反面、病気の治癒《ちゆ》を妨げてしまう可能性もあるのです。組織修復のための治癒反応を止めてしまうのですから、当然病気も治らなくなるでしょう。

痛み、腫れ、発熱が不快なものであることは確かです。しかし、そこには治るためのステップとしての反応が含まれているので、充分な注意が必要なのです。

将棋には「三手の読み」という言葉があります。これは、自分の手だけでなく、相手側の反応も考えて、さらに次の手まで考えるという意味でしょう。

薬を使う場合でも、目先の一つの目的だけで使ってしまうのは危険です。対症療法薬はからだを冷やし、一時的に症状を軽くするだけです。痛み、腫れ、熱を取りつづけたら、からだに何が起こるのかを、よくよく考えて使わなければなりません。

健康であること

病気や健康について、さまざまな説がいわれています。それは、自律神経と白血球について理解せずに解明しようとしているからです。それでは、結論に達するのは不可能でしょう。

自律神経の調節作用と白血球の防御作用の偏りが病気を引き起こすのです。このことがはっきりすれば、健康のことも病気のことも、きわめて明解に見えてきます。

具体的にいえば、ストレス↓交感神経緊張↓血流障害と顆粒球増多↓組織破壊の病気、という流れと、運動不足、無気力↓副交感神経過剰優位↓疲れやすさとリンパ球増多↓アレルギー疾患や活力を失う病気、という流れです。これらの流れは前にお話ししたように、交感神経緊張による顆粒球支配、副交感神経優位によるリンパ球支配の法則から生まれます。

無理をした生き方や悩み続ける生き方が交感神経緊張をつくります。その他にも、からだの冷えや、薬の飲み過ぎなども交感神経緊張の原因になります。逆に、からだを鍛えない生き方は、副交感神経過剰優位になりやすいのです。バランスを考えずに好きな物ばかり食べるような食事の偏りも、副交感神経過剰優位の流れです。

最近私は、夜更《よふ》かしが人類の、特に文明国の人々の健康を脅《おびや》かす最大の原因なのではないかと思うようになりました。夜更かしは、まったく正反対の二つのタイプによって私たちの健康を害していくように思われます。

一つは、睡眠時間を削って働き続ける夜更かしです。猛烈サラリーマンの生き方がこれに当てはまるでしょう。深夜まで長時間働いて、少ししか眠らずに、翌日また朝早く起きて働き続ける。こんな生活を続けていれば、いずれは疲れ果てて破綻《はたん》してしまいます。

二つ目はまったく逆で、日中は楽をしたまま夜更かしする人たちです。こちらは若者や子供たちに多いタイプです。深夜までテレビを見たりしながら、ひたすら夜更かしして、眠いままオフィスや学校に行きます。そして、日中は低体温のためにぼんやりしたまま、あるいは居眠りしながら過ごしてしまいます。夕方になってようやく元気が出てきます。そして、さらに夜更かし生活が定着してしまうのです。こちらは、いわば楽をし過ぎるための破綻です。

日の出とともに活動を開始し、日が沈んだら休息するという、人類が数万年続けた生き方からはみ出すと、人間は本来の活力を失うことになるのです。がんばり過ぎても、逆に楽をし過ぎても、人は健康に生きることはできないのです。

「きれい好き」はストレス

中学・高校時代、私は神経質で、味噌汁《みそしる》に虫や髪の毛が入っていたら、飲むことができませんでした。しかし、今は平気です。

過剰な「きれい好き」はストレスを生みだす元になってしまいます。現代の日本人は、本来なら、受けなくてもいいストレスを自分自身でつくりだし、まいってしまっているのだというのは、対談した藤田紘一郎先生（東京医科歯科大学名誉教授）です。

「きれい好き」の母親が大事に子供を育て過ぎると、どんな落とし穴が待っているのか、説明しましょう。小さな子供は、本能でいろいろなものを口にして舐《な》めてみようとします。離乳食を摂《と》る1歳近くになると、床にこぼした食べ物を拾って食べるようになります。「きれい好き」の母親は、すぐに、「きたないからやめなさい」というでしょうが、こうすることによって、たくさんの細菌を口や消化管に取り込むことになるので、その子供の免疫系《めんえきけい》の正常な発達にとっては大切なことなのです。

私たちの腸管には、多くの細菌が棲《す》んでいて、その程よい刺激によって免疫系は活性化されています。そして、常にある程度の細菌が新しく入ることが前提になって腸内細菌叢《さいきんそう》が維持されているのです。乳幼児の場合、それは舐めることを介して支えられているのです。大人の腸管は、固定した細菌叢として完成しているので、食物繊維の豊富な食べ物を摂って、常在細菌の腸内増殖を高めることが大切です。

もう一つ重要なのは、「きれい好き」で細菌をからだに取り込まない生き方は、顆《か》粒球《りゅうきゅう》の比率を下げ、逆にリンパ球過剰を招くということです。細菌処理によって、私たちの血中顆粒球とリンパ球のレベルはいつも拮抗《きっこう》関係にあるので、リンパ球が増え過ぎると、少しの抗原にも反応してアレルギー疾患を発症するようになってしまいます。「きれい好き」の危険性がお分かりいただけるでしょう。

アレルギー反応は抗原の他、精神的ストレスでも誘発されますから、清潔志向からもたらされる精神の過敏さによって、アレルギー疾患はさらに悪化していくのです。「きれい好き」は、アレルギー体質のからだをつくりあげるのを助長し、その体質をさらに刺激するストレスをもつくりだしているのです。

第2章　病気の成り立ち

働き過ぎ病 ＝血管免疫芽球性《めんえきがきゆうせい》リンパ節症

血管免疫芽球性リンパ節症（angio-immunoblastic lymphadenopathy）は、悪性リンパ腫《しゆ》とは多少異なり、リンパ肉芽腫症X（lymphogranulomatosis X）や免疫異形成症（immunodysplastic disease）などとも呼ばれ、T細胞の増殖が主体の場合は、血管免疫芽球性T細胞性リンパ腫（angio-immunoblastic T-cell lymphoma）と呼ばれることもあります。

この病気では、免疫芽球の増殖のほか、血管内皮細胞、形質細胞（B細胞）の増殖、好酸球の浸潤などと症状が多彩で、多くは異常蛋白血症《たんぱくけつしよう》を伴います。これは、リンパ球、血管内細胞、好酸球などが、すべてマクロファージから進化した細胞群で、ストレスによって過剰増殖やガン化が引き起こされるためなのです。

発病するのは働き盛りの中高年の男性に多く、「働き過ぎ病」といってもいいでしょう。現代医学では、白血球のある分画の過剰増殖やガン化を原因不明としていますが、これでは明確な治療方針を立てることはできません。その結果、ステロイド剤や抗ガン剤による対症療法になってしまうのです。

私たちの白血球分画群は、その生命体活動が活発になると、からだ自体の防御も必要になるので、白血球総数が増加します。そして、その増加が限度を越えたとき、白血球自体が発ガンするのです。

この血管免疫芽球性リンパ節症も白血球総数が増加し、1万~2万個/血液1マイクロリットルくらいまで上昇してしまいます。従って、この病気から逃れるためには、働き過ぎをやめ、残っている正常なリンパ球によってガン化した細胞をたたくという流れをつくらなくてはなりません。まだガン化まで進んでいない場合なら、からだを休めることによって白血球総数は容易に低下するでしょう。

働き過ぎによる交感神経緊張によって、白血球分画群の過剰反応が引き起こされるのだという概念が欠けていると、原因不明としたままステロイド剤や抗ガン剤を使用してしまうことになります。これは、からだにさらなるストレスを加えることになり、決定的に破綻《はたん》することになってしまうのです。

リンパ球のガン　＝悪性リンパ腫

悪性リンパ腫（malignant lymphoma）は血管免疫芽球性リンパ節症よりも、リンパ球への分化が進んだ形で発症します。生き方に無理があると、免疫系が酷使されてしまい、ついには発ガンに至るのです。悪性リンパ腫の場合はリンパ球のガンですから、いろいろなリンパ球サブセットがガン化するので、T細胞のリンパ腫、B細胞のリンパ腫、NK細胞のリンパ腫、胸腺外《きょうせんがい》分化T細胞のリンパ腫など、いろいろあるのです。

リンパ球は、マクロファージや顆粒球《かりゅうきゅう》などと近い位置にあるので、いくつかの白血球や、あるいはリンパ球サブセットの性質が重なってガン化することもあります。白血球分化のパノラマのように多彩なリンパ腫が出現してしまうのです。そして、病理学的診断と免疫学的診断には深い関連が現われています。これは、リンパ球サブセットによって、分布や散らばる性質が異なるためです。

しかし、悪性リンパ腫がどのような分類であろうと、どのような悪性度（形態の変化や浸潤性や増殖性）であろうと、働き過ぎなどによる交感神経緊張によって発症していることに変わりはありません。リンパ腫のなかには、一つのリンパ球を起源としたもの（monoclonal）もありますし、複数のリンパ球を起源としたもの（polyclonal）もあります。複数のリンパ球を起源として増殖しているもののなかには、悪性なのか良性なのか区別がつきにくいものもあります。本来、ガンとはそういうものなのです。つまり、悪性と良性をきれいに境界線で分けることはできないのです。

どのようなパターンをとったとしても、悪性リンパ腫は免疫系の酷使、つまり、生き方の無理から来ているので、治療法は一つです。からだを休め、食事、入浴、軽い体操などでからだを労《いた》わることです。悪性リンパ腫の発症を原因不明として、患者をさらに痛めつける治療をしてはいけません。

マスコミ関係者、タレント、政治家、猛烈サラリーマンなど、忙しく働いている人が、悪性リンパ腫やその他のガンに罹《かか》ることが多いようです。しかし、たとえ病気になってしまっても、生き方を変えれば、正常のリンパ球がちゃんと働いて、ガン組織は自然退縮に入るようになるのです。

関節は第二の骨髄

リウマチの患者さんの関節炎には、二つの過程があります。

1　破壊過程：顆粒球と胸腺外分化T細胞による組織破壊。

2　治癒《ちゆ》過程：通常のリンパ球による炎症によって修復が起こる。

リウマチは、まずストレスによる免疫抑制から始まって、ウイルス（パルボウイルスなど）が増殖します。このとき、免疫抑制によって増加した顆粒球が主体となって、関節が破壊されるのです。

慈恵医科大学の整形外科から来た西沢哲郎君は、私の教室で研究を行い、「関節炎で増加する顆粒球は、関節のその部位でつくられている」ことを明らかにしました（Immunology, 2005）。

つまり、組織を破壊する顆粒球は、骨髄でつくられたものが血液循環を介して関節に来ているのではなく、炎症が起こるその部位で、直接つくられていたのです。このことから、「関節は第二の骨髄」であるということもできるでしょう。

リウマチだけでなく、変形性骨関節症や消炎鎮痛剤誘発関節炎も同様です。骨と関節は、同じ中胚葉系器官として中胚葉系幹細胞から生まれますが、血球系細胞がつくられるのも骨髄のなかなのです。顆粒球やリンパ球（胸腺外分化T細胞など）がつくられるのも骨髄です。これは、骨、関節、血球がすべて仲間であるためです。「関節における血球産生能の存在」は重大な発見といえます。

交感神経緊張が続くと、骨は硬くて脆《もろ》くなってしまいます。関節は硬くなって動きが悪くなります。そして、血球細胞では顆粒球が増加します。このような交感神経緊張は、働き過ぎ、ストレス、消炎鎮痛剤の長期使用などによってつくられます。

親しくしている川田信昭医師から、最近、興味深い話を聞きました。消炎鎮痛剤を長く使っている人は、関節が硬くて可動性が極めて悪くなっているというのです。整体師からも同じことを聞いています。整体師は、関節の可動性を見ると病気の程度もわかるといいますが、生き方の誤り、そしてその次の段階に起こる自律神経の偏《かたよ》りは、すぐに関節に現われてしまうのです。そして、関節は全身の働きと連動しています。

からだが硬いことは関節が硬いことなので、注意する必要があるのです。

結石ができる理由《わけ》

これまで、尿路結石や胆嚢《たんのう》結石（胆石）が発症するメカニズムは明らかにされていませんでした。遺伝や食事が問題にされていましたが、もう一つ切れ味が悪いのです。尿路結石の場合は、シュウ酸カルシウムの結晶が多いので、食事との関連がいわれるのでしょう。一方、胆石の場合は、コレステロールやビリルビンが成分になっているので、ここでもコレステロールの多い食事との関係が問題にされてきたのです。

しかし、私はこれらの結石症はストレス病である、とはっきり言えると思います。なぜストレスで結石ができるのか説明しましょう。

まず一つ目は、ストレスによって交感神経が緊張すると、多くの分泌《ぶんぴ》現象、排泄《はいせつ》現象が抑制されることが挙げられます。分泌、排泄の機能は副交感神経によって支配されています。交感神経の緊張によって、その機能が抑制されると、分泌物、排泄物が濃縮されてしまうのです。あまり水を飲まずに長時間働いて、尿の色が濃くなった経験はありませんか。同じメカニズムで胆汁も濃縮されることになるのです。そもそも、尿の主成分はカルシウムとシュウ酸ですし、胆汁の主成分はコレステロールとビリルビンです。濃縮され続けて、ついに結晶化したものが尿路結石や胆石なのです。

そして二つ目は、ストレスによる交感神経緊張が低体温をつくることと関連しています。働き過ぎや心の悩みで交感神経緊張が強くなると、しだいに血管が収縮し、ついには血流障害を引き起こします。いつも無理をして生きていると顔色が悪くなるのは、このためです。

低体温になると、シュウ酸カルシウムもコレステロールやビリルビンも結晶化しやすくなります。液体の温度が下がると、物質の溶解率が低くなるためです。結石は徐々に形成されますから、ストレスが長く続いた人が結石症になるのです。これが、真面目《まじめ》な学校の先生や働き過ぎのサラリーマンに結石症が多い理由でしょう。

結石症は再発することも多いのですが、同じ生き方を続けていれば、いずれ再発してしまうのは当然なのです。水分を充分補給してからだを温めれば、結石の増大は止めることができます。排泄抑制と低体温が結石症のキーワードとなることを理解してください。

心の葛藤＝膠原病《こうげんびょう》

シェーグレン症候群、ベーチェット病、皮膚硬化症などの膠原病は、身体的ストレスからも発症しますが、精神的ストレスからも発症する病気です。これらは、交感神経緊張によって顆粒球と自己反応性リンパ球が増加し、それぞれ腺組織、粘膜、皮膚が破壊されてしまいます。患者さんの末梢血《まっしょうけつ》を調べると、顆粒球増多とリンパ球減少がはっきりと現われています。これまで、膠原病は原因不明とされていました。しかし、実はストレス病だったのです。

ストレスから脱却するためには、まず身体的・精神的ストレスの原因をつきとめ、それを取り除く必要があります。それが無理な場合でも、発症のメカニズムを患者さんが理解することで、ストレスの半分くらいは軽減させることができるのです。後は、食事、入浴、軽い体操など、からだにプラスになることを続ければよいのです。

ところが、なかには、原因となっていたストレスが解消され、からだによいことをいろいろやっているのに、病気がなかなかよくならない人がいます。最近、私はあることに気がつきました。

それは、病気を治すためには、心の葛藤にまで目を向ける必要があるのではないかということです。私たちは、たとえ、親子や兄弟姉妹、夫婦などの近い間柄でも、微妙に考え方が異なっています。考えの違いが存在するとき、必要になるのは相手に対する寛大さです。寛大さがないと、心の葛藤が生みだされることになってしまいます。特に、正義感が強い人の場合、心の葛藤が生まれやすいように思います。

シェーグレン症候群を患《わずら》っていた50代後半の女性は、発症のメカニズムを理解して、からだによいことをしているのに、病気からなかなか脱却できないので不思議に感じていました。あるとき、この女性が夫や息子さんに対して、人間としてあるべき姿について、激しい口調で要求していることを知りました。要求の内容はおそらく正しいのでしょうが、人を説得するには、いくらそれが正しいからといって、強く言い過ぎてしまうのは危険です。まったく反論の余地がないと、相手は敗北の気持ちだけが強くなって、素直に、「はい、わかりました」とは言えなくなるのではないでしょうか。そして、要求した人は、相手がなにも反応してくれないと嘆くことになって、やがてそれがストレスになってしまいます。

この女性は、こうして長い期間にわたって、自分を交感神経緊張状態に置き続ける結果になっていたのです。からだによいことをたくさんしているのに、寛容な心がないことで病気から逃れることができなかったのです。

からだの震えは防御反応　＝パーキンソン病

脳の神経細胞の変性によるパーキンソン病も難病といわれています。手足が震え、筋肉がこわばるのが特徴ですが、これも他の多くの病気と同じように、特別な病気ではありません。ストレスや心の悩み、薬の飲み過ぎなどによる自律神経の乱れが原因で起こるのです。長い間のストレスによる交感神経緊張で血流障害が引き起こされ、脳への血流が悪くなります。50代から60代で発病する人が多いのですが、脳の動脈硬化が進んでいることも関係しています。

パーキンソン病は脳内神経伝達物質のドーパミンの不足が原因とされていますが、ドーパミンを産生する細胞は、神経細胞のなかでも、特に血液を必要とするのです。そのドーパミンを補うために、ドパストン、ドパゾール、メネシットなどのＬ－ドーパ含有製剤や脳内のドーパミン濃度を高める薬が処方されますが、ドーパミンは交感神経を刺激する物質ですから、薬を飲むと一時的に症状は軽くなりますが、長く服用すると、交感神経をさらに緊張させてしまうことになります。その結果、いくら薬を飲んでも症状を抑えることができなくなってしまうのです。

パーキンソン病を治すには、やはり、自律神経の乱れを正すことが一番なのです。ストレスをなくして、軽い運動や入浴などでからだを温め、血流をよくしていけば、症状は軽くなります。薬を飲み始めてから半年程度なら、かなり急にやめても問題ありませんが、長期間飲んでいる人は急にやめると、一時的に悪化する（悪性症候群）ことがあるので、少しずつ減らしていくといいでしょう。安全のためには、まず薬を少し減らして様子を見るという慎重さが必要です。からだと相談しながらの減薬です。消炎鎮痛剤や睡眠薬、抗不安薬などを併用していたら、それらの薬もやめましょう。食べ過ぎもいけません。消化のために胃腸に血液が集中すれば、相対的に脳の血流が不足するからです。

血流が悪くなっているので、パーキンソン病の人たちは低体温です。手足が震えるのは、からだが無意識のうちに筋肉を震わせて体温を上げ、血流を増やそうとしているからです。これらはからだの防御反応なのに、現代医学は病気と捉《とら》えてしまっているのです。

歯周病、そして歯槽膿漏《しそうのうろう》

無理な長時間労働を続けることは交感神経緊張の極限なので、血流障害に加えて顆《か》粒球《りゅうきゅう》増多が引き起こされます。この血流障害と顆粒球増多をキーワードとして考えると、歯周病と歯槽膿漏の発症メカニズムは簡単に明らかになります。働き盛りの年齢で歯周病になっている人は、生き方の無理が病気をつくり、そして治らなくしているのです。

生活習慣病という言葉がよく使われています。しかし、そこで、タバコ、肥満などを問題にすることはあっても、働き過ぎの害を指摘することはあまりありません。他人の生活基盤である労働にまでは口出しできないという気持ちがあるからでしょう。しかし、この働き過ぎが多くの病気の発症の本体なのです。歯周病も例外ではありません。長時間労働をやめずに、歯周病を治そうとしても無理なのです。

歯周病でも歯槽膿漏でも、患者さんの末梢血には、激しい顆粒球増多が見られます。

これらの病気を扱っていて、白血球分画を調べないのは、病気の成り立ちに理解が届いていないことの現われでしょう。

歯科の病気は、生き方の無理や食生活の乱れと繫《つな》がっていることが多いので、アドバイスをする側の力量も求められます。局所の病状だけを観察していては、病気の原因に辿《たど》り着くことはできません。

また、過労は歯の病気だけにとどまらず、組織や骨の病気に発展することが多いのです。無理な生き方や心配事を抱えていると、口腔《こうくう》ガンになることがあります。

しかし、病気の成り立ちが理解できれば、口腔ガンの治し方も見えてきます。それは、からだを労わる生き方に戻すことです。口腔ガンに対して、抗ガン剤でさらにからだを痛めつける治療など、けっして行なってはいけません。窶《やつ》れがひどくなり、病気は悪化するばかりです。

同じように、痔《じ》が悪化すると痔瘻《じろう》になるのも、交感神経緊張に続く顆粒球増多が病気をつくっているのです。この場合も、無理な生き方を変えなければ病気は治せません。無理な生き方をしている人たちは、往々にして突っ走る傾向があるので、働き過ぎを自覚するのも遅れがちです。気をつけなければいけません。

アトピー性皮膚炎の低年齢化

アトピー性皮膚炎は、ここ15年の間に子供の患者数が鰻上《うなぎのぼ》りに増加している病気です。その原因を遺伝体質だけで説明することはできません。子供自身の問題と環境の問題の二つの面から考える必要があるでしょう。

まず、アレルギー疾患はリンパ球過剰で発症するので、副交感神経支配下にあるリンパ球が増加する原因を考えなければなりません。

子供自身の問題としては、「甘い食べ物やジュースの摂取」「運動不足」「夜更《よふ》かし」などが、リラックス過剰の生き方をつくり、リンパ球を増やすことに繋がってしまいます。

環境の問題としては、「大気汚染」と「ストレス」が挙げられるでしょう。アレルギー反応はハウスダストなどの抗原だけでなく、汚れた空気をからだの外に出そうとして起こります。都市部では特に大気汚染の問題が大きく関わっています。

さらに、心につらさを抱えた場合も、からだはアレルギー反応によって、それを外に出そうとするのです。

リラックス過剰の生活を改めさせ、子供から悩みを聞き出して、ストレスを解消する必要があります。

患者数の増加とともに、最近、もう一つ気になる現象があります。アトピー性皮膚炎の低年齢化が起こっていることです。離乳食を始めるのが早過ぎると、子供の腸の完成度が低いために、アレルギー疾患を抱え込むことになるのですが、母乳だけで育てられている1歳未満の乳児でも起こっているので、このテーマを取り上げましょう。

乳児の場合は、実は母乳自体に問題があるのです。おかあさんに生活や食事の乱れがあって免疫力《めんえきりょく》が低下していると、多くの異物や微生物がおかあさんの体内で処理し切れずに、母乳に移行してしまいます。そして、母乳に入った異物や微生物が、乳児のアレルギー炎症の引き金になるのです。

乳児にアトピー性皮膚炎が起こったとき、おかあさんに食生活の乱れがないかどうか聞いてみると、問題が明らかになることが多いのです。例えば、甘い物を食べすぎて低血糖（高血糖によるインスリン分泌誘発によって起こる）が起こっている、冷たい物をたくさん飲んで、からだが冷えてしまっているなどです。

治療法としては、アレルギー反応自体は、異物をからだの外に出す反応なのですから、対症療法はマイナスになります。不安はあるでしょうが、翌日まで放っておいて発疹《ほっしん》が引くのを待つのが一番なのです。ステロイド剤による治療は危険です。繰り返し使用していると、からだに残ったステロイドがさらなる異物として、アレルギーを増悪させてしまいます。医師も患者さんも、ステロイドの本当の恐ろしさを認識してほしいのです。

そして、何より大切なのは、おかあさん自身が生活を改善し、体質を変えることなのです。

クローン病は誤診だった

私の本を読んでくれて生き方を変え、病気が治ったという人からお礼の手紙を送っていただくことがあります。病気から解放された人の話に、ある共通する事柄があったので紹介したいと思います。

あるクローン病の女性は、ストレスの多い生き方を改めて、バランスの良い食事に注意し、からだを温めることで、とうとう病気から脱却したそうです。そのことを主治医に報告すると、せっかく病気が治ったというのに、主治医は盛んに首をかしげて、「クローン病と診断したのは間違いだったのかもしれない」と力弱くつぶやいたといいます。

喜んでくれると思ったのに、主治医はそのような反応は示さなかったのです。まるで、敗残者のように、検査データなどを見てうなだれていたそうです。クローン病は難病という意識が強すぎて、治ることはないと思い込んで治療していたのでしょう。

しかし、クローン病はストレス病なのです。ストレスから逃れるために、炎症、腹痛、下痢といった反応が出ているのです。

対症療法として、ペンタサやサラゾピリン（腸溶性のアミノサリチル酸製剤）で炎症を止めてしまうために、自分自身で治せる機会を失っているだけなのです。アミノサリチル酸はNSAIDs（non-steroidal anti-inflammatory drugs＝非ステロイド系抗炎症剤）の一つなので、連続使用すると、むしろ粘膜に顆粒球を呼び込んで炎症をつくってしまいます。NSAIDs腸炎という言葉もあるくらいなのです。これは、医師が少し感性を働かせれば、気づけるレベルの問題です。

クローン病だけでなく、ガンの患者さんでも同様のことが起こっていると医師仲間が教えてくれました。ある患者さんが、「ガンを治すための4ヶ条」（1、生活パターンを見直す。2、ガンの恐怖から逃れる。3、からだが消耗する三大療法〈手術・抗ガン剤・放射線治療〉を受けない、続けない。4、副交感神経を優位にして免疫力を高める）を実践して、胃ガンが消えたのですが、内視鏡を覗《のぞ》いた元の主治医は、「数日後もう一回調べさせてくれ」と脂汗《あぶらあせ》を流しながら言ったそうです。そして、数日後、内視鏡でガンがないことを確認した後、「ガンは誤診だったかもしれない」と言ったというのです。

世間で難病といわれている病気が治ったり、ガンが消えるという現象は、頻繁に起こることをもっと広く知ってもらえれば、こういう不可解なこともなくなるでしょう。

なぜ日本人は薬剤性間質性肺炎になりやすいのか

最近、間質性肺炎という病名を新聞紙上でよく見かけます。特に、薬物治療中に起こる薬剤性間質性肺炎が多いようです。間質性肺炎の原因は、血流障害からくる低体温によって起こります。私たちのからだは血流が悪化すると、間質（肺胞のまわりの壁）に存在する線維芽細胞が増殖します。これは、線維芽細胞が組織修復のための初期細胞であり、血流抑制にも強い抵抗性を持っているためです。増殖が進むと、肺はだんだん硬くなり、酸素の吸収効率も悪くなって肺の機能が失われていきます。

血流障害は一般的なストレスでも起こりますが、その場合は、特発性間質性肺炎と呼ばれます。長い間、この病気は原因不明といわれてきましたが、発症前に患者さんが激しいストレスを受けていることが多く、やはりストレス病といえます。発症前の生き方を患者さんに聞いてみることによって、原因に辿り着くことができるでしょう。

薬剤性間質性肺炎の場合は、血流を悪化させる作用のある薬物によって発症します。

薬物とは、消炎鎮痛剤、代謝阻害剤（抗ガン剤など）、ステロイド剤などです。消炎鎮痛剤はリウマチなどの膠原病《こうげんびょう》で使われる頻度が高いので、この病気が多く見られることになります。最近では、ステロイド剤だけでなく、代謝阻害剤もリウマチ患者に使われることが多くなったので、リウマチ患者は間質性肺炎誘発への二重、三重の危険に晒《さら》されているのです。「リウマトレックス」は「メトトレキセート」という代謝阻害剤ですし、「アラバ」（一般名「レフルノミド」）は炎症反応調整剤です。いずれも、間質性肺炎誘発の頻度が高いことが知られるようになってきました。「リウマトレックス」でも「アラバ」でも、その使用によってリウマチ患者における間質性肺炎の発症頻度が、海外に比べ日本人で異常に高いことが報告されています。この傾向は、肺ガンの治療薬である「イレッサ」でも同様です。

なぜこのようなことが起こるのでしょうか。白人は、そもそもリンパ球の多い人種なので、ストレスに対して抵抗力があるのです。肥満の問題もあります。また、寒冷地適応の力といえるかもしれません。

一方、日本人には副交感神経過剰優位は少なく、肥満している者も少ない。このような日本人が薬物ストレスを受けると、すぐに「交感神経緊張→血流障害→低体温」の反応が進んでしまいます。そして、血流障害に強い線維芽細胞の増殖が容易に起こってしまうのです。

このような対症療法に対する日本人の抵抗力が、白人よりも弱いということを、医療関係者も患者さんも知っておく必要があるのです。

線維筋痛症の免疫状態の不思議

東京女子医科大学の班目健夫《まだらめたけお》先生が興味深い症例を報告しています。50歳くらいの女性の患者さんで、全身の筋肉が痛むということで、線維筋痛症という診断が下されたそうです。ダンスの先生をされていて、家庭内でのストレスがあったといいます。検査をしても特に異常はなく、膠原病と診断されるようなデータも出ていなかったそうです。

ここで興味深いのは、白血球総数が8500個／マイクロリットルもあるにもかかわらず、リンパ球の比率が正常範囲に入っているということでした。常識では、ストレスを背景として白血球総数が上昇した場合は顆粒球増多を伴い、リンパ球の比率が低下するはずです。このデータは、これまで私たちが経験したことのないような白血球パターンなのです。

私の共同研究者である福田稔先生が班目先生に対して、患者にむくみはないかと質問すると、ないとのことでした。つまり、副交感神経優位のパターンにはなっていないのです。

この患者さんの場合は、交感神経と副交感神経のバランスはとれているのに、白血球総数が多いという特徴があります。白血球総数は、一日に使用するエネルギー量に比例するので、からだをよく動かす生き方をしてきたことが原因でしょうか。ダンスの先生をしていることが関係しているのかもしれません。

痛み自体は副交感神経優位で起こる現象ですから、もともとリンパ球が多い人がストレスを受けると、そこから脱却する力が強過ぎて痛みが出てしまうのではないかと考えられます。やはり、病気から逃れるためには、ストレスからの脱却が必要なのです。

痛みは血流回復が充分でない場合に起こるので、からだを温めることも大切です。線維筋痛症の患者さんは最近増加傾向にあるようなので、これは興味深い症例でしょう。

原因不明の病気

現代医学では、病気の原因を不明と言い過ぎているように思います。

ある仕事を持った女性が、まずメニエール病と診断されました。耳が聞こえにくくなったので病院に行くと、原因不明と言われ、薬をもらったそうです。生活習慣や生き方の見直しなどについてのアドバイスを受けることはありませんでした。原因を特定しないまま、病気を治すことなどできるでしょうか。

メニエール病の発症のメカニズムは、ストレス→交感神経緊張→血流障害と顆粒《かりゅう》球《きゅう》増多→内耳の障害という流れです。病気から逃れるには、ストレスを減らすことが必要で、生き方を変えなければなりません。また、血流障害や顆粒球増多を解消するために、積極的にからだを温める必要もあります。そうすれば、障害の程度を最小限に食い止めることができるでしょう。

この女性は次に逆流性食道炎になりました。胃液などの逆流による食道の炎症で、代表的な症状は胸やけです。炎症がひどくなると潰瘍《かいよう》ができて出血したり狭窄《きょうさく》を起こしたりするのですが、これもストレス病です。ストレスで交感神経緊張が続くと、消化管の働きに異常を来たします。消化管の働きは副交感神経支配下にあるからです。病院では、胃酸の分泌《ぶんぴ》を抑える薬であるH_2ブロッカーなどを処方されたといいます。治療が本質からかけ離れた流れに入ってしまったのです。薬でこの病気が良くなることは難しいでしょう。

次に肺気胸になりました。病院の医師はこれも原因不明と言ったそうです。これでは、病気を根本的に治すことはできませんし、たとえ治ったとしても再発してしまうでしょう。

ストレスによる血流障害が肺で急に起こると、肺の組織が壊されて気胸が生じます。肺気胸は、からだを温かくして血流を良くするのが一番なのです。肺の組織が修復されれば、肺はまた自然に膨らんできて元に戻ります。大切なのは、再発しないように生き方を改めることなのです。

続けて三つも病気に罹《かか》り、いずれも原因不明と言われてしまったことに対しては、本人にも多少問題があると思います。生き方の無理に気づくための感性が足りないのです。

これからは、病院で原因不明と言われたら、患者さんの側が賢くなって、生き方の無理が病気をつくっていることに素早く気づいてください。

次々に繰り出される抗炎症剤

第78回日本整形外科学会にシンポジストとして出席し、私自身も発表したのですが、他の講演を聴いた印象をお話ししたいと思います。

リウマチ患者の関節の炎症をいろいろな薬で止めようという努力が続けられていて、一番に使われている抗炎症薬は消炎鎮痛剤（NSAIDs）です。これは、腫《は》れ、熱、痛みをつくる組織ホルモンであるプロスタグランジンの産生を止めるので、一時的に炎症は止まります。しかし、リウマチが治ることはありません。

次に使われるのは「ペニシラミン」という、金属をキレート（吸着）する薬です。金属イオンは炎症を強くするので、それをからだから排泄《はいせつ》させようとする治療です。これも抗炎症剤として使われます。しかし、これでリウマチが治ることもありません。

次は「ステロイド」です。これは強力な抗炎症剤なので、頻繁に使われると副作用が強く、生きる力そのものを奪うような作用さえあります。また、「メトトレキセート」という代謝阻害剤も使われます。代謝を阻害して炎症そのものを止めようというのです。

しかし、このように次から次へと繰り出される抗炎症剤をもってしても、リウマチ患者の症状が良くなることはありません。むしろ、治療すればするほど病気や炎症は強くなっているという印象を持つのではないでしょうか。

それでも、情熱のある医師、特に専門家は、この流れを変えようとはしません。今回の学会でも発表者は、2年以内に強力な治療をしないとリウマチの症状は固定してしまうと、データを示しながら熱く語っていました。

さらに最近開発されているのが、抗ＩＬ－6受容体抗体や抗ＴＮＦα抗体というものです。炎症性サイトカイン（サイトカインは、血液中に含まれている免疫蛋白質《めんえきたんぱくしつ》の総称）に対する抗体で炎症を止めようという試みで、今回の学会でもいくつか発表されていました。

しかし、これらもリウマチを治す力を発揮できていません。なぜ、次々に繰り出される抗炎症剤がリウマチの治療に役立たないのでしょうか。

リウマチの炎症は、免疫抑制状態からの脱却という意味で起こっているのです。つまり、ストレスで低下した免疫を高めようとする炎症です。破壊された組織を、血流を増やして修復するという意味もあります。他の膠原病の炎症と同じように、治るためのステップとして起こっているのです。抗炎症剤が使われれば使われるほど、リウマチは悪化していきます。根本的な考え方の転換が必要なのです。

鼻炎がなかなか治らない理由《わけ》

新聞の医学相談で、アレルギー性鼻炎が取り上げられていました。それに答えた大病院の耳鼻咽喉科《いんこうか》の先生は、アレルギー性鼻炎がなかなか治らないときは、他の病気が隠れていることがあると述べていました。その病気の例として挙げていたのが、血管運動性鼻炎、慢性副鼻腔炎《ふくびくうえん》（アスピリン誘発喘息《ぜんそく》からくる）、悪性リンパ腫《しゅ》、ウェゲナー肉芽腫《にくがしゅ》です。

普通の耳鼻科で、アレルギー性鼻炎として治療して何ヶ月も治らない場合は、他の病気に対する注意が必要で、それは、専門家でないと見分けられないというのです。自分の力量を自慢しているようにも読み取れます。紙面には、開業医では分からない病気も、大病院の医師なら見つけられますよというニュアンスが漂っていたのです。

私は、この答えはおかしいと思います。アレルギー性鼻炎や風邪による鼻炎を、抗炎症剤によって延々と治療しつづけることに問題があると思うからです。消炎鎮痛剤、抗ヒスタミン剤、ステロイドホルモンなどによって炎症抑制の治療を続けることは、それ自体が危険なのです。

炎症は本来、抗原をからだの外に出したり、ウイルスと闘うための治癒《ちゆ》反応として出現しているのです。薬物療法を延々と続ければ、自律神経の乱れをつくり、血管運動性鼻炎を二次的につくる可能性があります。また、使われた消炎鎮痛剤が抗原となって、喘息や慢性副鼻腔炎を併発してくるでしょう。炎症がさらに長期間続くと、上皮性のガンや悪性リンパ腫などが発症してくる可能性さえあります。

口腔内の炎症の治療でも同様のことが起こります。口腔内の炎症の背後にガンが隠れていたのではなく、延々と抗炎症剤を使ったために、その行為によって、ガンを発症させたと考えなくてはならないのです。また、炎症はマクロファージの活性化を伴うことも多いので、これが肉芽腫形成の原因となるのです。

このようにして見ると、本来治るために必要な炎症を悪者扱いして抗炎症剤で抑制し、炎症を持続させたために多くの病気が併発してきたのです。

医師も患者さんも、薬だけに頼るのではなく、血液の流れを増やして治癒力を高め、炎症から根本的に脱却する道を選ばなくてはいけません。薬をやめ、からだを温めて、炎症をもっと盛んにしてやれば、短期間で治癒の流れに入るのです。

起立性調節障害を治す

若者を中心に、起立性調節障害で苦しむ人が増えています。起立性調節障害の主な症状は、立ちくらみ、めまい、腹痛、下痢、朝起きられない、イライラする、などですが、その原因と治療法を探究してみましょう。

私たちのからだは、朝起床すると、血管を収縮させて上半身や脳への血流を維持する力が働きます。この働きが弱いと脳に血流が行かないので、ふらふらして立っていることができません。つまり、その後の活動を起こすことができないのです。

なぜ、そうなってしまうのかというと、交感神経を緊張させる力が弱く、からだの血圧を高めることができないためなのです。起立性調節障害は起立性低血圧症と言いかえることができます。立ち上がるときには、誰でも短時間血圧が低下しますが、自律神経反射が起こって血圧を上昇させる仕組みが具《そな》わっています。起立性調節障害はこの反射が起こりにくくなっているのです。

原因はいくつかあるので、順次挙げましょう。第一はストレス、心の悩みによって自信を失っている場合です。生きる力が低下すると、血圧上昇反射も低下してしまいます。第二は、夜更《よふ》かしです。夜更かしが続くと、朝になってもまだ眠いので、血圧を上昇させる力も低下します。第三は甘い物の摂取です。甘い物を好んで食べていると、食べた直後は血糖が上昇しますが、すぐにインスリン分泌《ぶんぴ》が起こって低血糖になるので、脱力が強く血圧上昇が起こらないのです。第四は、運動不足による低体温です。人間は動物です。からだを動かす生き物なのです。運動不足の人は筋力が低下し、筋肉からの発熱が低下するので低体温になってしまいます。そして、活力を失い血圧上昇反射ができなくなってしまうのです。

このように、起立性調節障害には必ず原因があります。原因を追究して脱却しなければなりません。いずれも、運動、体操、食事、入浴などに気を付けることで改善の方向に進むでしょう。朝起きる前に、ふとんの中で手足を屈伸したり、塩水をコップに半分くらい飲んでから起きるのも効果があります。

しかし、薬物療法ばかりに頼るのは危険です。薬を飲みつづけていると、自分の力で血圧をコントロールできなくなるからです。薬で血圧を上げると上がりすぎて、今度は血圧を下げる薬が必要になるなど、破綻《はたん》の世界に引きずり込まれてしまうでしょう。

病気の本質は生き方の偏《かたよ》り

長い歴史の中で、賢い人類は、おだやかに生きるために、いろいろな工夫をしてきました。飢餓は交感神経緊張を招くので、病気に罹りやすくなります。そこで食の安定供給を得るために、狩猟・採集から牧畜・農業へと移行し、飢餓のストレスからの脱却に成功しました。また、住居や衣服を改良して、荒々しい環境の変化からも身を守れるようになったのです。

集団生活を営むようになると、集団としてのまとまりのために規律が必要になります。社会制度や教育制度などを整備して、なるべくストレスのない生き方を追求してきたのです。

しかし、さまざまな努力にもかかわらず、人間はストレスとは無縁になれませんでした。ストレスをまともに受けて破綻した場合が、交感神経緊張の病気群です。歯周病、胃炎、胃潰瘍、膵炎《すいえん》、クローン病、潰瘍性大腸炎、腎不全、子宮内膜症、子宮筋腫、卵巣嚢腫、痔、狭心症、心筋梗塞、脳卒中、くも膜下出血などで、男女差の少ない膠原病群もこの仲間で、甲状腺機能亢進症、皮膚硬化症、ベーチェット病、多発性硬化症なども、これに入ります。

一方、ストレスを避け、おだやかに生き過ぎることによって副交感神経優位になり、それが行き過ぎて、逆にストレスに過敏になり破綻してしまったのが、アレルギー疾患と女性優位傾向の強い膠原病です。リウマチやSLE（全身性エリテマトーデス）はこの仲間です。副交感神経優位はストレスに対して過敏になるために、ストレス無縁から一気にストレスを受けるという皮肉な結果になるのです。肥満からの病気もここに分類されます。

いずれにせよ、生き方の偏りが最終的にストレスを引き金として病気になるのです。ガンの場合でも同様です。交感神経緊張で起こる発ガンと副交感神経優位で起こる発ガンの比率は、4対1くらいではないでしょうか。

そして、すべての病気から脱却するために、生命体は発熱、炎症を起こして闘うのです。この闘いをサポートしたとき、病気は治り、薬で止め続けたとき、病気は進行します。生き方の偏りを正すという基本がもっとも大切なことなのです。

なぜ発熱は嫌われるのか

膠原病やガン、あるいは風邪で起こる発熱は、実は、体温が上がってリンパ球が働き出すために最高の体調なのです。昔から言われているように、熱が出たら、からだを温かくしてゆっくり休めばいいのです。しかし、最近は薬で熱を下げる傾向が強くなっています。さらには、肩こりや腰痛《ようつう》にも消炎鎮痛剤が使われ、からだを冷やすことがはびこってしまっています。薬局で売られている湿布薬ばかりか、整形外科でも処方されています。

医師も薬剤師も間違っていることに気づかないのですから、患者さんが自分で身を守るしかないのですが、私たちが発熱をこれほど嫌い、からだを冷やすことが大好きになってしまった理由について考えてみましょう。

それはやはり、昔の感染症に対する恐怖に起因しているのだと思います。結核、破傷風、ジフテリア、マラリア、はしか、天然痘、赤痢など、いずれも激しい発熱があり、これらの病気で命を落とす人も多かったのです。

このような感染症に対するトラウマによって、日本人の集団的発熱嫌悪《けんお》がすっかり定着し、感染症以外の発熱に対しても過敏に反応するようになってしまったのだと思います。

しかし、関節が破壊されてしまったら、修復するために関節の腫れや発熱が必要になりますし、ガンの自然退縮の前には発熱が大きな力になります。風邪の発熱も、ウイルスと闘っている恵みの熱なのです。肩こりや腰痛は、温めて血流を増やせば治ります。なぜそうなってしまったのか、その原因と経緯を考えることができれば、熱を下げてしまうことの弊害はすぐに理解できるでしょう。

先ごろ対談した石原結實《ゆうみ》医師の『「体を温める」と病気は必ず治る』(三笠書房刊)という本がベストセラーになっています。医者の中にも感性の豊かな人はいるのです。ようやくそんな流れも現われてはきましたが、まだまだ患者さんが自分で我が身を守る必要があります。過去のトラウマから脱却したとき、病気で長く苦しむ人が日本から減少することになるでしょう。

塩分が少なすぎてもボケる

50年くらい前までの日本人は、野良《のら》仕事や山仕事といった重労働で暮らしを支えていました。私の故郷は青森ですが、思い出すのは、塩《しょ》っぱいぬかニシンとたくあん漬けをおかずに、大飯を食らう大人たちの食事風景です。青森は寒いので、重労働を支えるには多くのカロリーと塩分が要求されたのです。そして、重労働から解放された大人たちの楽しみのひとつは、日本酒をたくさん飲むことでした。その頃は、まだビールやウイスキーを飲む人はあまりいませんでした。このような生き方は、自律神経の面からみると、交感神経緊張の状態を大食と大酒で和らげていたのだということができます。

当時の日本人の平均寿命は60歳前後で、多くの人が脳出血による脳卒中で命を落としました。大食と大酒は胃に激しい負担をもたらしますから、胃ガンで死ぬ人も多かったのです。しかし、この状態を、単に「偏った食生活」の一言で片付けてしまうことはできないでしょう。重労働を支えるためには、止《や》むを得ない食生活だったともいえるからです。

一方、今日の日本は、機械化や電化が大幅に進んで、肉体的重労働の必要性は極端に減っています。逆に、競争社会ゆえの長時間労働が問題になっています。重労働を必要としない、からだにとっておだやかな生き方は、大食の要求を減らし、塩分の必要量も激減させることになります。エネルギーの要求量が少なくなれば、必然的に塩分の摂取量は少なくなるのです。近頃、脳卒中を予防するには、塩分の少ない食事が大切だとよくいわれます。しかし、からだの仕組みから考えれば、実はこれは本末転倒なのです。

塩分の必要量は、その人の生き方によって変化するものだからです。必要量より塩分が多ければ、のどが渇いて水が欲しくなりますし、少なければ、塩味の強いものを食べたくなるでしょう。つまり、塩分の摂取量は自分の感性で決める必要があるのです。

このような要求量を無視して塩分量を決めてしまうと、問題が起こります。塩分制限の害は活力の低下に現われます。子供でしたら、元気がなくなって授業中に眠ってしまったり不登校になったりするでしょう。大人でしたら、充分な血圧が得られなくなるので、力が入らなくなります。と同時に、からだや脳の血流が不足してくるでしょう。

現在、日本では、血圧が高すぎることによって起こる脳出血の患者は減少し、血圧が低すぎることによって起こる脳梗塞の患者が増加しています。数年前からこれらの病気の患者数が逆転しているのです。ボケる原因のひとつに、塩分摂取不足からくる脳の血流不足が考えられます。味覚を無視し、やみくもに塩分を制限するのは愚かなことなのです。

最近は、精製した塩ではなく、マグネシウムなど他のミネラルも含んだ未精製の塩も販売されるようになりました。味もまろやかで、塩の興奮作用も緩和されるので、よい傾向といえるでしょう。

甘い物好きと認知症

私は、中学1年生のときに、甘い物を食べるのはやめようと思い立って、今も続けています。コーヒーや紅茶に砂糖を少し入れるくらいなら大丈夫ですが、ケーキやバナナのように甘くて量が多い物は食べられません。決心から45年以上も経《た》っているので、先日試しに和菓子を食べたところ、脈が速くなって冷や汗が出てしまいました。長い間続けていると、甘い物でもからだは毒物にあたったような反応を起こすものだと、我ながら感心しています。

最近、岩手大学名誉教授の大澤博先生とお会いする機会があり、とても興味深い話を伺うことができました。アルツハイマー病は甘い物を食べ過ぎて起こることが多いというのです。甘い物というと、すぐに高血糖や糖尿病を思い浮かべますが、逆の低血糖とも関連しているというのです。大澤先生のデータを見ると、大量の砂糖を摂《と》った後、1時間くらいで血糖は最大値に達しますが、その後しだいに下がり、ついには

4時間くらいで低血糖が出現するパターンがあるのです。甘い物を大量に摂ることを習慣にしている人は、この流れに入ります。

低血糖になると、脱力や無気力などが心身の症状として現われますが、さらに脳の働きが低下するという大きな問題があるといいます。脳の神経は低血糖で働きを失い、ついには死滅してしまうのです。こうして、甘い物好きの人の脳細胞の死が促進されるのです。

また、篠原恒樹医師は、このような分野の研究を過去に行ない、次のようなデータを示しています。甘い菓子類をよく食べていた人は、痴呆《ちほう》群では83・7％、非痴呆群では36・0％だったのです。圧倒的に痴呆群に甘い物好きが多いのです。

大澤先生のデータでさらに注目すべきなのは、高血糖時は体温が上昇し、低血糖時には体温が下降するということです。そして、高血糖で体温が高いときは気分が良く、低血糖で体温が低くなると気分が落ち込むといいます。甘い物は低血糖になりやすいので、頻繁に甘い物を食べて血糖を維持する必要に迫られます。こうして、さらなる低血糖パターンに入り込んでしまうのです。低血糖には過剰に分泌されるインスリンが関与しています。

私は、45年前に甘い物を食べるのをやめておいて本当に良かったと思っています。

17歳にピークを示す病気群

顎《がく》関節症、クローン病、潰瘍性《かいようせい》大腸炎、血小板減少性紫斑病《しはんびょう》、再生不良性貧血、骨髄異形成症候群。ずいぶん難しい病名ばかりですが、一般に難病といわれるものも含まれます。しかし、これらは発症原因がはっきりしているので、本当は治りやすい病気なのです。いずれも17歳に大きなピークを示すことが、発症原因のヒントになっています。

今の日本の子供たちは、兄弟が少なく大事に育てられるので、過保護になりやすい。さらに、甘い物を摂る、外で遊ばないなど、リラックス過剰の副交感神経優位の生き方になっています。また、傷つきやすく、学校でも大切に扱われています。運動会で走っても順番をつけませんし、試験の成績も公表しないことが多いようです。

このようなストレスを極力避けた生き方をしてきた子供たちが、現実社会の厳しさに晒《さら》される年齢が、16〜17歳なのです。受験などのストレスに押しつぶされることも多いでしょう。長い間過剰に守られてきた反動で、ストレスに過敏になり、感情が乱れ、体調を崩す子供が現われます。ストレスは交感神経緊張を伴うからです。

私たちは激しいストレスに晒されると、筋緊張が起こります。それは、夜間の歯ぎしりやこむら返りとして現われることもあります。歯ぎしりは、顎関節に激しい圧力が加わるので、顎関節症が起こるのです。

また、私たちはストレスを下痢や腹痛で外に排泄《はいせつ》しようとします。それが、クローン病や潰瘍性大腸炎です。交感神経は支配下の顆粒球を増やすので、これによって小腸や大腸の粘膜破壊が起こります。そして、これを修復しようとして炎症が起こるのです。炎症は治るためのステップなのです。

またストレスは血流障害を伴いますから、骨髄の働きの抑制が起こります。これによって発症するのが、血小板減少性紫斑病、再生不良性貧血、骨髄異形成症候群なのです。

このように発症原因が明らかになれば、これまでのような対症療法をやる必要はありません。ストレスがなくなれば、自然に治癒《ちゆ》するのです。免疫《めんえき》抑制剤やステロイド剤の投与はかえってストレスを上乗せしますから、治ることから遠ざかってしまいます。

極端な話、受験が終われば、自然に治ってしまうものなのです。あるいは受験が終わらなくても、発症のメカニズムを本人が自覚すれば、ストレスは減少し病気から脱却できるのです。

病気のレッテルを貼《は》る

先日行なった講演会の後で、ある女性からお子さんの再生不良性貧血について質問を受けました。17歳の頃、疲れて吐き気が止まらないので病院で診てもらったところ、「再生不良性貧血の疑い」という診断を受けたそうです。貧血の症状は強くないので、その後特別な治療は受けず、年2回の検査を続けているということで、すでに4年目に入るとのことでした。今後どのようなことに注意すべきでしょうかという質問です。

主治医の先生は、病気の原因は不明なので、貧血が強くなったら本格的治療を始めようと言っているとのこと。しかし、このような流れは、患者や家族にとって、たいへん不幸なことなのです。一生病気のレッテルを貼られ、病人扱いを受けることになるからです。そのストレスは、どれほど大きなものでしょうか。

よく話を聞いてみると、病気の原因は明らかでした。その頃は受験勉強のために夜《よ》更《ふ》かしをして、交感神経緊張の生活が続いていたのです。私たちはつらいことがあると、それをからだの外に排泄しようとします。それで吐き気が続いたのです。さらに、前項でもお話ししたように、交感神経緊張は骨髄の血流抑制を引き起こすので、骨髄障害が出現します。その一つとして再生不良性貧血や骨髄異形成症候群が起こるのです。しかし、ストレスがなくなれば、それで病気もお終《しま》いなのです。いちいち検査などを続ける必要はないのです。

　この方の場合は、特別の治療を受けなかったのが幸いしました。免疫抑制剤やステロイド剤の治療が開始されれば、さらにストレスが重なって大変なことになってしまうところだったのです。

　しかし、運が良いといっても完全ではありません。ストレスがなくなって症状が出なくなっているにもかかわらず検査を続けていれば、本人も家族も不安な気持ちで生活を続けることになってしまいます。こんな意味のないストレスが続いたら、それこそ本当の病気になってしまう可能性だってあるでしょう。このように、原因不明のまま、病気のレッテルを貼られて、不要な心配を続けている人たちも多いのです。

リンパ節を取り除いてしまうと

世の中では稀《まれ》に、本末転倒のことが行なわれています。ガン患者の手術の際に行なわれるリンパ節廓清《かくせい》（リンパ節をすっかり取り除いてしまう手術）ほど、本末転倒で悲しいことはありません。

リンパ節には、からだのなかのいろいろな組織から体液が集められ、リンパ液となって入ってきます。このとき、異物や異常細胞も集められて処理されるのです。リンパ節の処理能力が充分に発揮されるには、自律神経系のバランスがよく、深部体温が37℃以上あることが必要です。

ガン細胞がリンパ節に見つかりやすいのも、リンパ節によるガン処理能力のすばらしさを表すものなのです。リンパ節にガン細胞が見つかったからといって、そのリンパ節を除去するのはマイナスです。それはむしろ、からだの防御系を破壊し、転移を促進させる医療行為なのです。

広い範囲でリンパ節を切除してしまうと、そこからの末梢《まつしょう》のリンパ液の流れを遮断してしまいますから、リンパ浮腫《ふしゅ》を招くことに繋《つな》がります。乳ガンや子宮ガンで手術を受けると、手術後にリンパ浮腫で苦しむことがあります。

リンパ浮腫はリンパ液の流れの停滞によって起こるので、これは免疫系の低下でもあることを忘れてはいけません。乳ガンの手術をする場合でも、原発巣《げんぱつそう》を小さく抉《えぐ》り取るだけにとどめて、残存したガン組織は免疫を高めて完治させるという流れが必要なのです。このような手術法にすれば、リンパ浮腫を招くことはありません。

歯科医の臼田《うすだ》篤伸《とくのぶ》先生は、その著書で「リンパ節はガン発進基地ではない」と述べていますが、まさしくその通りだと思います。敵と味方を取り違えているのが現代医療なのです。

最近では、外科医側からの発表でも、リンパ節の広範囲廓清はよい結果をもたらさないというデータが出されています。早くこの考え方が普及してほしいものです。犠牲者が多すぎます。

リンパ節廓清だけでなく、そもそもガン組織を取り切ってしまおうという考えは危険です。どうしても手術を行なう場合には、他の組織への圧迫症状などを引き起こしている部分だけを切除し、あとは免疫の力で完治させればよいのです。

第3章　病気は自分で治す

「抗ガン剤」は「発ガン剤」

言葉には不思議な力が宿っています。私たちはよい言葉を口にすると気持ちがよくなり、悪い言葉を口にしているとつらい気持ちになるのではないでしょうか。朝起きたときに、今日もいいことがありそうだと思うのと、今日も大変だと思うのでは、その一日の過ごし方が変わり、ついには人生も変わってしまうでしょう。私自身を振返ってみると、子供のときも成人してからも、言葉や思いの大切さに気がつく機会があまりありませんでした。無我夢中で生きていたからだと思います。その大切さに今ようやく気がつきはじめています。

「抗ガン剤」という言葉は、いい響きを持っています。ガンに対して、いかにも効果がありそうです。いい言葉であればあるほど、その不思議な力によって、言葉だけが一人歩きしてしまう危険性をはらんでいます。

抗ガン剤の多くは代謝阻害剤で、本当はからだに悪い物質なのです。約50年前に代謝阻害剤がガンの治療に使われ出したとき、これらの薬は毒性の方が強く、治療薬としての見通しはあまりよくなかったように思います。

その後、代謝阻害剤は抗ガン剤と呼ばれるようになりました。それから、医者にも患者にも変化が起こったように思います。「抗ガン」という言葉の持ついい響きの力によって、薬の実体が見えなくなってしまったのではないでしょうか。抗ガン剤を使う医師は、いいことをしているつもりになっていますし、処方される患者さんもプラスの治療を受けているように思っているのです。

代謝阻害剤は、本来、代謝の早い正常細胞に対する増殖抑制作用が非常に強く、窶《やつ》れや病気をつくる薬なのです。特に、細胞増殖の早いリンパ球に対する抑制作用が強いので、本来は免疫《めんえき》抑制剤と呼ぶべきなのです。免疫抑制は発ガンを促しますから、代謝阻害剤は、本当は「発ガン剤」と呼ぶほうが実体に合っているかもしれません。

もし、医者がガンの患者さんに対して、「抗ガン剤」のかわりに「発ガン剤」という言葉を使ったら、患者さんは薬の使用をためらうでしょう。薬に響きのよすぎる名前がついてしまうと、後に続く医者は物事の本質を誤解してしまうのです。その結果被害を受けるのは、真面目《まじめ》な患者さんということになります。

2割の法則

現在行なわれている対症療法に使われる薬のなかでも、抗ガン剤、ステロイド剤、消炎鎮痛剤、インターフェロンなどは、長期間続けると、症状をさらに悪化させる危険があります。しかし、患者さんのなかには、これらの薬剤投与で病気から回復する人もいます。そのため、抗ガン剤だって、ステロイド剤だって効く人がいるのだから、使ってもいいではないかという考え方が生まれます。しかし、こうした考え方は間違っているのです。

薬の害が10割なら、つまり、まったく効果がなくて害にしかならなければ、その薬を使う治療法が生き残ることはありません。抗ガン剤を使用した人が、全員死んでしまうのであれば、その薬は確実に使用停止になるでしょう。しかし、7〜8割の人に害があっても、残りの2〜3割の人が、害があったにもかかわらず生き延びたときが問題なのです。

抗ガン剤が、からだに悪く、多くの副作用があることはだれもが認めるところです。しかし、薬の量は加減することができますから、2割くらいの患者さんが生き延びることができる量を決めるのは難しくありません。特に、患者さんがまだ若かったり太っていたりすると、まだまだ余力を残した状態で発ガンしているので、からだに悪い治療にも、これに打ち勝って生き延びられる場合があるのです。こうして、その治療法は消えずに行なわれ続けるのです。

C型肝炎に使われているインターフェロンも同様です。インターフェロンは発熱作用のほか、顆粒球《かりゅうきゅう》をアポトーシス（細胞死）する力を持っているので、からだへの害が多いのです。にもかかわらず使われつづけていて、やはり2〜3割の人には効果があるといわれています。しかし、7〜8割の人には害となっているのです。これが肝腎なところです。

どんなに害のある薬でも、量を加減すれば、2〜3割の人は生き延びることができるので、その治療薬は消えずに使われつづけます。これが「2割の法則」です。

では、どうすれば、この2割の法則を見つけ出すことができるでしょうか。それは、その病気の患者数や死亡者数をチェックすることです。治療法が正しければ、患者数や死亡者数が減少するはずなのです。しかし、ガン患者の年次死亡率は上昇しつづけています。この事実をみなさんは、どう考えますか。

ガンの三大療法に引き込まれる心理

私は、ガンは無理な生き方による交感神経緊張の持続から引き起こされることを明らかにしました。原因がはっきり分かりましたから、ガンから脱却するのはそれほど難しいことではありません。つまり、からだを労《いた》わる生活に切り替えればよいのです。無理な生き方を変えるということは、人間らしい生き方を取り戻すことでもあります。

しかし、このような進展があったにもかかわらず、手術・抗ガン剤・放射線治療というガンの三大療法に引きずり込まれる人が、まだまだたくさんいます。その心理について考えてみましょう。

一番の問題点は、病気をつくったのは自分であるという自覚が患者さん本人に少なく、「こわい病気は他人が治してくれるもの」という考えから脱け出せないことでしょう。病気になる前の人生や生活について、もう一度じっくり振り返ってみる必要があります。

第二の問題点は、からだを消耗させる治療を受けてしまえば、それが病気を助長してしまうという矛盾に気がつかないことです。抗ガン剤を使うと、代謝障害によって髪の毛が抜けてしまったり、胃腸の上皮細胞が破壊されて消化機能に異常が起こります。そして、肝腎なリンパ球の産生が障害されて免疫機能が低下してしまうのです。これでは、ガンの組織が多少縮小したとしても何もプラスになりません。結局は再発して、治療に失敗してしまうのです。この矛盾に患者さん本人が気づけるかどうか。それは感性の問題でもあると思います。

第三の問題点として、これまで明らかにされていなかった事実をここで紹介しましょう。それは、抗ガン剤や放射線照射が、激しい低体温をつくって生体を破綻《はたん》に導くということです。生命体は、代謝能力を体温によって維持しています。からだが冷たくなるということは生きる力を失うことでもあるのです。抗ガン剤や放射線照射は代謝障害から低体温を招くので、からだの発熱作用を低下させ、その結果悪循環をつくってしまいます。低体温は循環障害でもあるので、血行が低下し顔色が悪くなります。つまり、生命力の基本が損なわれていくのです。

21世紀のガン治療は総合力で行なうもので、それは人間性を取り戻す治療ということができるでしょう。人間の尊厳を守る闘いでもあるのです。その逆が、他人に命をあずける治療であり、それが20世紀のガン治療だったのです。

抗ガン剤をやめる恐怖に克《か》つ

抗ガン剤を使っている人が薬をやめようとするとき、頭をよぎるのが、やめたとたんにガンが拡《ひろ》がってしまうのではないかという不安や恐怖です。このような考えは迷いの世界であり、ストレスとしてからだにのしかかるので、交感神経緊張を招き免疫系にはプラスになりません。

ここで一番大事なのは、ガンも自分がつくった病気なのだから、自分が治すという信念に辿《たど》り着くことなのです。この基本ができていないと、ガンは他人や薬が治してくれるものという思い込みから抜け出せません。そして、この考えがもう少し深まれば、ガンは自分の間違った生き方を見直すきっかけをつくってくれた有難いものだとさえ思えるようになります。感謝の世界は、迷いのない世界です。

スキルス性胃ガンは進行が早いといわれているので、抗ガン剤から離れようとしても、患者さんはますます迷いやすいでしょう。しかし、進行が早いということは、それだけ患者さんが無理な生き方を重ねて、免疫抑制を強いていたということなのです。やはり本人が問題に気づかなければなりません。

抗ガン剤は、本質的には代謝阻害剤であり、患者の生きる力を奪う作用があります。生命力を奪うついでに、一時的にガン組織も縮小する場合があるということなのです。免疫抑制作用が強いので、一時的にガンが小さくなったとしても、その後の闘う力が失われてしまうでしょう。

このような理解があっても、まだ迷いが残る場合は、副作用が強くなるまで抗ガン剤を使ってみるという選択もあるとは思います。からだの不調がだんだん強くなれば、おのずと決断すべきことが分かってきます。しかし、このような場合でも、まだ余力が残っているうちにやめるべきです。

注意してほしいのは、抗ガン剤をやめた時点では免疫抑制がまだ強く残っているので、ガン組織がすぐ縮小に向かうことはあり得ないということです。むしろ、ガンは多少増大するかもしれません。この時期は検査せずに経過を見るほうがよいでしょう。不安を少なくできるからです。そして、半年〜1年とゆっくり時間をかけて、からだを労わり免疫力を高めてゆけばいいのです。この時期はむしろ体調が少しずつよくなっていく流れを喜べばいいのです。気長にしていると、そのうち結果がでてきます。

最後に、「ガンの患者学研究所」代表の川竹文夫氏の言葉「疑わない人が治る。決断力のある人が治る」を添えておきましょう。

ガン検診の弊害

ガンに関連した検査には、いろいろなステージのものがあります。集団検診、精密検査、再発の有無を知るための検査、進行状態を知るための検査などです。ガンの検診や再発を知るための検査は、これまで推奨されることはあっても問題視されることは少なかったように思います。しかし、問題も多いのです。

まず、集団検診の問題点は、精密さに限界があるということです。毎年検診を受けていたのに、病院で手遅れのガンが見つかったという話をよく聞きます。強いストレスを受けると、1年未満でもガンが発症し増大する場合があることを知っておく必要があるでしょう。

そして次の問題点は、検診でガンが見つかった後の治療が、手術・抗ガン剤・放射線治療という三大療法主体の流れから脱却していないということです。せっかく早期発見できても、からだを痛めつけて免疫を低下させる治療を受けたのでは、逆効果になってしまいます。

「ガンを治すための４ヶ条」（１、生活パターンを見直す。２、ガンの恐怖から逃れる。３、からだが消耗する三大療法を受けない、続けない。４、副交感神経を優位にして免疫力を高める）を実践すれば、早期発見は、はっきりとプラスになります。

精密検査にも問題があります。ＣＴ（コンピュータ断層撮影法）、ＭＲＩ（磁気共鳴撮影法）、ＰＥＴ（陽電子放射断層撮影法）などで、非常に小さいガンが発見された場合です。検査方法が進歩して、直径数ミリのガンも発見できるようになりました。30人検査をしたら、かならずひとりは見つけてみせると意気込んでいる医師もいるほどです。

私たちのからだは、ストレスを受けて免疫機能が抑制されると、ガン細胞を処理する能力が低下してしまいます。しかし普通の生活をしていれば、いつもストレスを受けつづけるばかりではありません。疲れれば休みますし、悩みごとがあれば気晴らしをすることによって、自分自身を守っているのです。ガンの発生と退縮は、からだで頻繁に起こっていることなのです。こうした流れを考慮せずに、退縮前の小さなガンまで発見しつづけることは、ガン患者を増やす流れをつくってしまうことに繋《つな》がります。

再発の有無を知るための検査にも問題があります。ガンの怖さを感じている患者さんにとって、検査のたびに受けるストレスは大変なものです。健康な人が単に健康診断を受けるような心境を保つことは非常に難しい。例えば、3ヶ月に1回といった検査の頻度がストレスになりますし、それを5年も10年も続けようといわれることもストレスです。このような患者さんの心のストレスを考慮せずに、「大事をとってしっかり検査しましょう」という大義名分のもとに検査を繰り返すことが、逆に再発を促してしまうのです。1年後に1回検査をして問題がなかったら、それでおしまいにするくらいでいいのです。

同様に、ガンを抱えている患者さんが、ガンが大きくなっていないかどうかを知るためにたびたび検査することは、ストレスを生み免疫を抑制してしまいます。このような検査の心理的側面を理解しなければ、治癒率《ちゆりつ》は上がらないのです。

真面目《まじめ》さが命を縮めることもある

　加藤まゆみさん（仮名）は乳ガンの発症から、治療、再発、そして8年間の病気との闘いの末、2005年に亡《な》くなりました。一冊の本にできるほどの文章を書き残されていたのですが、それは、自分が生きた証《あかし》を求めたためでもあり、また、病気の治療に関する疑問などを他の人に伝えたいという気持もあったのでしょう。それを読む機会があったので、気づいたことをお話ししてみたいと思います。

　加藤さんは40代で亡くなられましたが、家族ばかりではなく他者を思いやる心も強い人だという印象を受けました。驚いたことに、夫も3年前にガンで亡くしています。その献身的な看病についても記されていますが、病気の悪化で夫のからだが動かなくなってからは、病院に56日間も毎日泊まり込んで看病を続けました。その真面目さが逆に彼女の命を短くしてしまった感も否《いな》めません。心が通い合う真面目な主治医の存在も裏目に出てしまいました。

加藤さんは1回目の乳ガンの手術で、この主治医なら命を託せると思って、治療を続けたと心境を述べています。手術後、抗ガン剤と放射線治療の両方を受けてしまいました。危険な流れにすっかり入ってしまったのです。本来、乳ガンの発症理由は、患者さん自身のがんばり過ぎる、真面目な生き方にあります。それを考えず、病気は医者に治してもらうものだという思い込みのままに、生き方や考え方を変えることもなく、主治医の方針に従ってしまったのです。人間はつらい生き方の繰り返しで、寿命を縮めていきます。抗ガン剤や放射線をフルコース受けたのは、結果として自分の寿命を削ってしまうことになりました。

1回目の治療後、5年後に再発します。それは夫をガンで亡くした直後でした。肺や肝臓にも転移していました。愛する夫を失った心のストレスが、交感神経緊張を招き再発させたのです。このことにも、本人が気づく必要がありました。しかし、それを理解することもなく、再び、心優しい主治医に再手術や放射線治療を勧められ、勧められるままに、両方を受けています。放射線照射は25回にものぼります。

しかしその後、彼女はようやく感性を働かせるように変わっていきます。抗ガン剤治療は断り、自分のからだを労わる生き方を選択するようになったのです。私の考えと出会ったのもこの頃でした。一度お会いしましたが、多少窶《やつ》れてはいましたが、生きる力はみなぎっていました。ホームヘルパーの資格をとったりもしています。しかし、寿命には限りがあります。

生きる力を奪う抗ガン剤、放射線治療の害にすべての人が気づかなくてはなりません。加藤さんと同じような患者さんを、少しでも減らしたいのです。

余命宣告

最近、若い医師がガンの患者さんに余命宣告をして、傷つけているケースが多いように思います。心が傷つけられると、それがストレスとなって激しい免疫《めんえき》抑制が起ってしまうでしょう。これではガンが悪化するのは明らかです。この流れから脱却するためには、医師の意識変革とともに、患者側の意識変革も必要です。一方の努力だけでは、この難局を切り抜けることは不可能でしょう。

医師側の意識改革で必要なのは、ガンは患者の生き方の無理で発症するということ、そして生き方を見直してからだを労われば、ガンは自然退縮するということを早く認識することです。この認識がないと、悪いところを取ってしまう、小さくする、くらいの発想しか生れてきません。そして、その治療として行う抗ガン剤や放射線治療は、ひたすらからだを痛めつけ、治ることから遠ざかる流れに入ってしまいます。

また、ここで大切なのは、生き方の無理に気づけるのは患者自身しかいないということです。家族なら多少気づくこともありますが、本質的には本人の自覚です。すべての新しい流れをつくるエネルギーは、患者自身にしか求められないのです。このことに気づきさえすれば、医師の誤解からも逃れることができるでしょう。

気づくことによって、ガンから逃れた人の話を、前掲「ガンの患者学研究所」の小冊子「いのちの田圃《たんぼ》」から引用したいと思います。73歳の女性の体験談です。

医者はね、すぐ手術しなさいって。「手術しなければ余命一年だ」って、こういう風に言われたの。それがね、若いのに、偉そうに言ったの。それで私は、カチーンときてね、冗談じゃない、こんな若造に、余命なんて言われる覚えはないと。勝手に決めるなと。だって、そうでしょう。それで物凄《ものすご》い反発心が起こって(略)。

それに私は当時、70歳でしたから、「人間、70歳になって身体《からだ》にメスを入れたりしては、ろくなことはない」と。だから、病状がどうあろうと、とにかく身体にメスを入れたくないという気持ちが強かった。

この体験談で一番強く感じたのは、医師といえども余命を言い当てる能力などないということです。半年も1年も先のことなど誰にも分かりません。そしてもう一つ感じたのは、患者自身の持つ人間力の大切さです。いつも他人の言いなりの生き方をしていては、難局から逃れる力も生まれてはこないのです。

「ガンが治る」ということ

私は、今のような研究を数年間続けていますが、以前は、「ガンを手術で取り切ることはガンを治すことだ」と考えていました。現代医療でも同じような考えのもと、ガンの手術が行なわれています。しかし、このような考え方を推し進めていくと、いろいろな矛盾が起こってくるのです。

たとえば、リンパ節に転移があったとき、盛んにリンパ節廓清《かくせい》をする行為です。これは、第2章でもお話ししたとおり、ガンの拡《ひろ》がりを防いでいるリンパ節を悪者扱いしてしまっています。実際、徹底したリンパ節廓清がガンの予後を改善しないというのは広く知られるところです。ガン組織だけを治療目標にする危険性がお分かりいただけるでしょう。

開腹したものの手術ができずに、途中で大手術を断念した患者さんの方が消耗が少なく、その後、助かる率が高いという現実もあります。大手術自体が、ガン患者にとって大きなストレスとなり、病気が悪化するという事実があまりにも無視されているように思います。

ガンの発症原因が生き方の無理から起こっていることを理解すれば、リンパ節廓清や大手術で患者さんのからだを消耗させることは、さらなる無理を患者さんに強いることになり、ガンの治療のためには不利益となるのは明らかでしょう。

転移もなく、ガン組織がきれいに取り除かれた場合でも、ガンが治ったとするには疑問を呈さざるをえません。発症原因がまったく除かれていないからです。極言すれば、これでは1～2年後の再発をただ黙って待っているだけだともいえます。最近は「早期発見、早期治療」が言われ実践されていますが、ガンの年次死亡率は急上昇を続けています。やはり原因の除去なくして、ガンの治療は存在しえないのです。

逆に、大きなガン組織や転移巣《てんいそう》を抱えたガンの患者さんでも、生き方の無理が改善され、交感神経緊張からの脱却に成功した場合は、「ガンはほとんど治った」といえると思います。確かにガンの消失までには時間がかかりますが、これは生体反応としての要求時間なのでしかたがありません。1～3年はガン組織と共存していても、よしとしなければならないでしょう。

このように、ガン組織の有無だけでガンが治ったかどうかを判定することはできないのです。病気が治るとは、本来そういうものなのです。

病気から逃れるための12ヶ条

今の日本は不況が続いていますが、生き方や価値観を変えて、物質的な豊かさから精神的豊かさに転換できれば、充分満足できますし、未来への楽しみも増えるのではないでしょうか。しかし、さまざまな状況のなかで一番つらいのは、病気だったり体調がよくなかったりして、からだが思い通りにならないことでしょう。薬を飲んでいるのになかなか治らなければ、なおさらです。

これまで私は、慢性疾患や難病といわれるほとんどの疾患は、その人の生き方の偏《かたよ》りに起因しているとお話ししてきましたが、病気になってからでも、今の自分の状態を正しく診断できれば、治す方法も見えてくるのです。

ここではまず「自己診断のための12ヶ条」を提示したいと思います。この12ヶ条は、やがて「病気から逃れるための12ヶ条」に繋がっていくのです。

1　顔色が悪い、手足が冷たい、疲れやすい、便秘などの不調がないか。
2　働き過ぎ、やり過ぎの生き方が続いていないか。
3　真面目、がんばり過ぎなどの性格がないか。
4　心の悩み、心配事がないか。
5　無気力、日中でも眠い、姿勢が悪い、などがないか。
6　肥満、運動不足がないか。
7　食べ物に注意しているか。
8　長いこと薬を飲んでいないか。
9　睡眠時間が短くないか。
10　甘い物、冷たい物、辛い物などを摂《と》り過ぎていないか。
11　変な習慣、癖に迷い込んでいないか。
12　感謝の気持ちで生きているか。

健康で生きるためには、この12ヶ条をクリアする必要があります。一つ二つの問題点でしたら、直すのはそれほど難しくないでしょう。しかし、いくつも問題があった人は、心して解決の努力をする必要があります。次項からしばらく、12ヶ条の意味合いを考えてみましょう。

その先には、自己変革の楽しみが待っています。

自分を知る

無理な生き方は交感神経緊張を招きますが、そのときの精神状態は、気づかないうちにふつうではなくなっていることを知っておく必要があります。何かにとても熱中していて、人に呼びかけられても気がつかなかったというような経験はありませんか。交感神経緊張時の特徴は、神経と精神の活動の低下を必ず伴うということです。このため、「自分を知る」、あるいは「現状を知る」などという感覚がますます弱まってしまうのです。

病気の人を観察していると、よくあそこまで無理ができたものだとあきれてしまうこともたびたびです。これは実は、その人が交感神経緊張状態に入っていて、現状を客観的に把握できなくなった結果なのです。

近頃、猛烈サラリーマンなどの間で、禅の教室などに通うことが流行《はや》っているそうですが、だまって座り瞑想《めいそう》することは交感神経の緊張を解くので、精神の活動を再開させ、我に返ることができるのでしょう。

先に述べた「病気から逃れるための12ヶ条」のうち1と2は、ふつうの精神状態であれば、誰でも気づけることですが、交感神経緊張状態に入ってしまっている本人は意外に気がつかないものなのです。また、自分自身だけでなく、家族や職場の身近な人たちがこの流れに入ってしまったら、この条目を思い出して一声かけてあげましょう。

交感神経緊張状態に陥ったときの指標を、もう少しお話ししましょう。

第一は、食事の時間が短くなることです。ふつう、1回の食事にかける時間は、15分から20分くらいでしょうか。これが3分とか5分とかに短縮されてきたら、その人は交感神経緊張状態に入ったと思わなくてはいけません。逆に、副交感神経優位でのんびり生きている人は食事の時間が長くなりがちです。30分を越えていたら、逆の意味で注意が必要です。

第二は、寝違えやこむら返りを起こしたりすることです。交感神経緊張は骨格筋の緊張を伴いますから、いつも筋緊張の症状を抱えることになります。その結果、寝違えやこむら返りを引き起こすのです。松井秀喜選手がアメリカのメジャーリーグに行ったばかりの頃、寝違えたと報じられたことがありましたが、私は、松井選手もストレスを感じているのだな、と思ったものです。

また、私生活でのトラブルや、多額の借金といった大きなストレスなどでも、筋緊張で首が回らなくなることがあります。ある将棋の八段が、首が回らなくなったというニュースが「将棋ジャーナル」に出ていました。その後、この八段は奥さんと離婚したそうです。

真面目《まじめ》ながんばり屋

真面目であること、そして、がんばることは、日本人にとって大いなる美徳です。たしかに、不真面目だったり、怠けてばかりいては、りっぱな人生を送ることができるとは思えません。しかし、真面目にがんばることで、病気になる危険度は上昇してしまいます。胃《い》潰瘍《かいよう》、潰瘍性大腸炎、パーキンソン病、ガンなどは、真面目ながんばり屋につきものの病気なのです。

真面目ながんばり屋が就く職業の代表的なものを挙げれば、学校の先生、警察官、公務員などでしょう。このような仕事をしている人に、前記の病気になる人が多いようです。若いときは、急性ストレスによって交感神経が緊張し顆粒球《かりゅうきゅう》が増加するので、粘膜破壊の病気になります。それが胃潰瘍や潰瘍性大腸炎です。ストレスが慢性化し、40代、50代に突入するとパーキンソン病やガンが発症してきます。

自分の性格を自己診断して、真面目ながんばり屋だと思ったら、生き方を見直す必要があるでしょう。そのまま同じ生き方をしていては、健康を維持することはできません。「息抜き」「骨休め」「気休め」が必要です。

「息抜き」とは、ストレスによって起こる交感神経緊張に特有な、浅くて速い呼吸から脱却することです。ゆっくりと大きな呼気を心掛けることが息を抜くことでしょう。呼気は、鍼灸学《しんきゅうがく》の西條一止《にしじょうかずし》博士も述べられているように、副交感神経支配下にありますから、息抜きは、ストレスから脱却しゆったりとした生き方に戻る大切な行為なのです。「休息」は奥が深い言葉です。からだを労《いた》わることが、呼吸と密接に関係することからできたのでしょう。

「骨休め」は重力から解放されることとです。まじめに仕事をしつづけることは、からだの負担となりますが、からだのなかで直接影響を受けるのは骨です。骨は筋肉とともに重力の負担を一手に引き受けているからです。骨休めのない生き方は筋緊張を招いてパーキンソン病を引き起こしますし、粘膜や組織の破壊がくり返された場合には発ガンします。ガンの患者さんの多くは真面目ながんばり屋で、他人の仕事まで引き受けて生きてきたような人が多いのです。

「気休め」も奥の深い言葉です。気疲ればかりしていては身を滅ぼしてしまいます。心で起こる交感神経緊張の極限が、気疲れや気が滅入《めい》る状態でしょう。「骨休め」「気休め」は、それぞれからだと心の休息を意味しています。これを怠ると、ついには交感神経緊張の持続で、わが身を破滅させてしまうという先人の深い教えなのです。

心身一如《しんしんいちによ》

心が晴れない、深い悩みがある、やる気が出ない、心配事が次々に湧《わ》いてくる、過去の過《あやま》ちが悔やまれてならない、未来は絶望的だ、など心につらさをかかえていては、健康を維持することはできません。精神的な病気にも、身体的な病気にもなってしまうでしょう。長時間労働のような肉体的な無理と同様、心の悩みでも病気になる理由は、いずれの場合も、それらのストレスが自律神経に働きかけ、交感神経緊張状態をつくるからです。

交感神経緊張は、筋緊張を伴うので肩こりや腰痛《ようつう》がでてきますし、脈拍が上昇するので不安や不眠に襲われるでしょう。また、副交感神経の働きが抑制されるので、便秘がちになり、ときどき下痢をしたりするようになります。これまでお話ししてきたように、交感神経支配下にある顆粒球が増加して組織破壊を起こすようになれば、胃潰瘍や潰瘍性大腸炎になりますし、膠原病《こうげんびょう》やガンにもなります。

こうしてみると、重労働で無理をした場合でも、心のつらさで苦悩した場合でも、発症する病気は同じということになり、「心身一如」を最も具体的に表現しているのは、自律神経の働きということになります。

からだの不調が心のつらさをつくりだすのも、求心性の自律神経が働いて、脳幹、大脳などの他の神経系に広く影響を及ぼすためだと思われます。東洋思想の心身一如は頭では分かっていても、それを説明するのは容易ではありません。しかし、自律神経の働きを導入することで説明できるのです。

はじめにお話しした心の働きのなかで、交感神経ではなく副交感神経を刺激するものもあります。からだがだるくてやる気が出ないとか、絶望感が強くて気力が失われたような場合です。一切の気力が喪失したような状態は副交感神経過剰優位の世界で、低体温も伴います。そして、低体温はますますその人の活力を奪う世界でもあるのです。

いずれの自律神経レベルの偏りも、低体温をつくりだすのは共通しています。このため、心の悩みや無気力から脱却するのに、入浴などで体温を上げることはプラスになります。しかし、入浴する気にもなれないような場合には、寝る前に湯タンポを足元に置くだけでも、よい効果が期待できます。これも、「心身一如の法則」の応用といえるでしょう。

無気力の正体

今の日本の子供や若者たちは、元気がないように見えます。日本のように豊かになると、生きるための競争はおだやかになり、精神的にも肉体的にも過酷な努力は必要なくなります。これが日本の若者たちの現状です。このようなおだやかな生き方は、自律神経のうちの副交感神経優位の生き方と言いかえることができます。精神的には、怒ることが少なく性格がやさしくなっていき、肉体的には筋肉や骨格の発達が抑制されるようになります。

ある程度の副交感神経優位の生き方は、そんなに悪いことではないでしょう。構成員がおだやかであれば、家庭も社会もおだやかで、なごやかになってくるからです。

しかし、それが行き過ぎた場合の危険もあります。ひ弱なからだと無気力な精神がセットでやってくるからです。これまでの日本人には、圧倒的にがんばり過ぎの破綻《はたん》が多かったのですが、これからは、ますます副交感神経過剰の破綻に気をつけなければなりません。

おだやかさや無気力の世界は、ふつうなら問題にならないレベルのストレスで傷つくという流れでもあるのです。がみがみ怒られたわけでもないのに、ひどく傷ついてしまう大学生や新社会人が増えていくことでしょう。肉体的ひ弱さと無気力は同じ流れでつくられるので、ここから脱却できれば、同時にふたつの問題が解決できるのです。

その方法は、たとえば、夜更《よふ》かしをやめて朝早く起きるようにする、日中は太陽の光を浴びて活力を呼び戻す、甘い物や油で揚げた物は極力控える、ラジオ体操を1日に2回は行なう、車やエレベーターはなるべく使わない、こまめにからだを動かす、やれることは自分の力でやる、胸一杯空気を吸う、などです。

それらを実行する気力さえ出ないようなら、それは低体温のせいです。入浴、湯タンポ、カイロ、乾布マッサージなどで体温を上昇することから始めてみる必要があるかもしれません。体温上昇と気力は正比例することを理解してください。

おだやかで物静かな生き方も、生き方の失敗につながる場合があることを、私たちは知っておく必要があるのです。これは、未来の日本の若者に贈る言葉でもあります。

食事について

偏《かたよ》った食事で健康を維持することはできません。

私たちが物を口にすると消化管が動き出すので、副交感神経が働き出して気持ちが落ち着きます。消化管の働きは、休息や睡眠と同様、リラックスの体調をつくる副交感神経によって支配されているのです。

どんなにイライラした人でも、頭に来ることがあって怒っている人でも、おいしいごちそうを食べはじめると気が静まってきます。このため、ストレス解消に一番てっとり早く効果をあらわすのは、飲み食いすることなのです。しかし、ストレスをすべて飲み食いだけで解消しようとしていると、大酒飲みになったり、肥満を招くことになってしまいます。

あるレベルまでなら、太っているほうがゆったりした病気知らずの生き方を維持できますが、行き過ぎると危険が待っています。副交感神経過剰優位は、からだを動かすのが面倒になり無気力を招きます。また、自分のからだを動かすだけで息が切れるような状態になると、一気に交感神経緊張のストレスパターンになってしまいます。自分のからだでストレスをつくっているわけで、これは病気の始まりです。

食事の偏りで最も多いのは、甘い物を摂《と》り過ぎることや油で揚げた物を多く摂ることでしょう。いずれも、リラックスの体調に入りやすい性質の食べ物です。食べたときの満足度が大きいのです。甘い物は消化吸収の過程を経ずに血糖値を上昇させることができますし、油で揚げた物はカロリーが高いので長時間にわたって満足感が持続します。

しかし、甘い物は血糖を上昇させる力は強いのですが、血糖が下がってくるのも早いので、間食を必要とする世界に入り込んでしまうでしょう。

一方、食物繊維の豊富な野菜、海藻、きのこ類は、消化吸収に時間がかかるので、消化管が働く時間が長くなり、性格をおだやかにする力を持っています。消化吸収に時間がかかるということは、血糖上昇も遅いが血糖下降も遅くなるので、間食を必要としない食事パターンにできるのです。健康を考えるとき、生き方の次に大切なのは、食事です。

薬を飲み続ける

頭が痛い、膝《ひざ》が痛い、咳《せき》が出る、下痢ぎみである、血圧が高い、コレステロール値が高い、皮膚が痒《かゆ》い、など多くの症状で、薬を飲んでいる人がいます。中には8種類、あるいは10種類の薬を、それも長年にわたって飲み続けている人もいます。にもかかわらず、症状はよくなりませんし、むしろ前よりも悪くなっていることが多いのです。ここでは、薬を飲み続ける人たちの思考パターンを考えてみましょう。

1 症状を、生き方の無理からくる警告と捉《とら》えずに、自分のからだが失敗を犯していると考える。
2 薬が対症療法と知らずに、根治のために処方されていると誤解している。
3 薬には副作用や害があり、病気をむしろ悪化させることが多いのを知らない。
4 徐々に病気が悪くなっていても、薬のせいではなく、自分のからだのせいだと諦《あきら》めてしまう。

このような考えに支配されていると、患者さんはいつまでも薬を飲み続けますし、医師の方も、たくさん薬を出すのはよい医療行為だと思ってしまいます。しかも薬代のほとんどは保険制度が適用されるので、患者さんのふところもそれほど痛みませんし、医師の方も安心して薬代を請求できます。こういう流れが現代の医療を支えているのです。

なかでも一番陥りやすいのは、私たちのからだ、生命体が頻繁に失敗を犯すという考え方でしょう。しかし、人間は35億年の歴史を背負った生命体です。そう簡単には失敗など犯さないと考えるほうが自然です。むしろ、生き方の幅が広がり過ぎて、無理な生き方をしてしまうところから病気になるのだと考える必要があるのです。無理を続けて健康を維持することなどできません。

冒頭に挙げたような症状は、つらいものばかりです。だからこそ、生き方の無理を警告するのに優れているのだと考えなくてはいけません。つらくない症状で止まっていたら、生き方を見直すきっかけにはならないからです。むしろ、対症療法で症状を軽くして同じ生き方を続けることこそが、大病へ続く道なのです。

私たちは物事が徐々に悪化すると、本当の問題に気づかずに、自分のからだのせいにしてしまいがちです。特に、年齢のせいにしがちです。しかし、人間はかなりの長命を約束された生命体です。50歳や60歳で死に至ることは少ないと知っておくべきです。

睡眠時間

日本は、照明が発達して夜も明るく生活できるので、夜更かしになりがちです。夜更かしには正反対のふたつのタイプがあることは前にお話ししましたが、もう少し詳しく説明しましょう。

仕事をがんばる交感神経緊張タイプの夜更かしの人には、長時間の労働と短時間の睡眠がセットになっています。睡眠には脳神経の休息のほかに、からだを横にすることによってからだを重力から解放するという意味合いもあるのです。このため、睡眠時間が短いと、精神が不安定になるとともに、骨や骨髄への負担が増して、骨髄系のガンを招きやすくなります。

ある期間、特に若いときには睡眠を削って働くことは、活力にもつながるので、その人を元気に見せますが、これにも限度があります。活力の世界から窶《やつ》れの世界に入ってしまう危険がいつでも待っているのです。集中力の要る仕事や肉体労働をしている人は、睡眠時間を長くする必要があります。本来からだに具《そな》わっている感性を働かさせれば、適正な睡眠時間はからだが教えてくれるはずなのです。

そして、もうひとつは、日中からだを使わないために疲労せず夜更かしになる場合です。これは副交感神経優位タイプということができます。疲れないから眠くならないので夜更かしになるのですが、そのうちに朝起きるのがつらくなり、もっと寝ていたいという状態になります。無理に起きても午前中は使いものにならないくらいぼんやりしてしまいます。夕方近くなってから、やっと元気が出てくるのですが、それで夜更かしにさらに拍車がかかってしまうのです。

夜更かしのパターンの人たちに共通する特徴があります。顔色が悪く、皮膚に張りがありません。その背景には低体温があるのですが、低体温になるとストレスに弱いので、少しのストレスでも交感神経緊張に入ってしまいます。便秘になったり、吹き出物も出やすくなります。

現代病の多くは、50年前、100年前の病気とはまったく異なっているといえるでしょう。50年前には常識だった病気の原因や進行具合などは、ほとんど参考になりません。50年前のストレスは重労働が中心でしたし、そのために病気の進行も早かったのです。しかし、今は別の因子が私たち日本人を襲い、生き方の無理をつくっているのです。長時間の労働を強いられ、あるいは、24時間オープンしている店も多く、テレビも深夜まで放送して、夜更かしを助長しています。さまざまな危険が待ち受けている時代なのです。

甘い物、冷たい物、辛い物

基本的には、生き方の偏りが病気の発端となりますが、破綻するのをただ黙って待つほど人間の勘は鈍くありません。無理な生き方を続けていると、無意識のうちに甘い物を多く摂ってからだを労《いた》わろうとしたりする感性が働きます。からだは自らを癒《いや》す術《すべ》を知っているのです。

逆に、ゆったりしすぎた生き方を続けたり、ごちそうを食べ過ぎたときは、自然にからだを刺激する食べ物が欲しくなります。

私たちのからだに刺激を与える食べ物の代表といえば、冷たい物と辛い物でしょう。冷たいジュースやビール、冷酒、キムチなどは刺激の世界です。反対に、温かいお茶や熱燗《あつかん》の酒はリラックスを招く飲み物です。

今、日本で激辛のラーメンなどが流行《はや》っているのは、多くの日本人がけだるい活力のない生き方から脱却しようとして、刺激を求めているせいではないでしょうか。ふだんの生き方がしっかりしていれば、激辛ラーメンを食べる必要はないはずなのです。唐辛子の他、わさび、からし、しょうが、山椒《さんしょう》などの薬味も、からだを刺激して活力を生み出す力を持っています。

唐辛子をたくさん食べると汗が吹き出してくるでしょう。これは交感神経が刺激されるためです。発汗現象は交感神経によって支配されています。

もし、それまでの味覚が変化して、辛い物を食べる傾向が強くなったら、生き方を見直してみるべきです。どのような理由で味覚が変わったのか、本当の原因を自覚する必要があります。

本来、ゆったりとした生き方は、あるところまでは病気知らずの生き方ですが、それも行き過ぎると活力を失い、疲れやすくなったり元気がなくなってきたりします。このような状態に対して、冷たい物や辛い物を大量に摂ってバランスを維持していると、いずれ破綻してしまいます。

ゆったりとした生き方をしている副交感神経優位の人はリンパ球が多く、抗原や心のつらさだけでなく、物理的刺激にも過敏になるので、冷たい物や激辛の食べ物をストレスと感じ、一気に交感神経緊張状態になることがあるためです。交感神経緊張が頻繁に起こると病気の引き金になります。例えば、腸管は刺激に対して最も敏感なので、過敏性大腸症候群などになって、便秘と下痢を交互に繰り返すことになってしまうのです。

癖

私たちはいろいろな癖を持っていますが、強い癖には自律神経を激しく揺さぶる力があることを知っておく必要があります。

一番分かりやすいのは、怒りっぽい癖でしょう。怒ると、一気に交感神経緊張の極限状態に入ります。青筋を立てて怒っている人が、さらに声を張り上げて怒鳴ったとしましょう。その人の血圧は確実に上がり250㎜Hgくらいまで上昇します。このような癖を50歳代に入っても続けていると、いずれは命を落とすことになりかねません。

また、やたらに過去を悔やんで、いつも嘆いている癖もあります。苦悩の世界も交感神経緊張状態をつくるので、顔色が悪くなり手足が冷たくなって、いずれ病気になってしまうでしょう。

宮本武蔵は、死の1週間前に「我、事におゐて後悔をせず」と言ったそうですが、ここまでの心境にはなれなくても、過去へのこだわり過ぎは健康を害する力となってしまうことを知っておいてください。

面倒見のよい人がいます。いろいろなことに気がつく性格の人は、他人のことまで心配になります。やり過ぎればおせっかいですが、よく気がつくということは副交感神経優位の精神状態なのです。しかし、心配し過ぎると、頭が混乱してどうしてよいかわからなくなり、具合がわるくなってしまうこともあるでしょう。

このように、自分の癖が自律神経を揺さぶり、健康に害を及ぼしてしまうことがあるのです。

からだにいいからといって、運動をやり過ぎてしまう癖がつくと、身を滅ぼすこともあります。本来、ジョギング、ヨガ、ダンスなどは、からだにいいことです。からだを動かすと血行がよくなりますし筋肉が鍛えられます。しかし、どんなにいいことでもやり過ぎると、今度はそれがストレスになって病気をつくってしまうのです。例えば、ジョギングをやり過ぎると、心筋梗塞《しんきんこうそく》を起こしたり、窶《やつ》れて発ガンにいたることさえあります。

食べ物や美食に過剰にこだわる癖もあります。ある食べ物が好きだからといって、それればかり食べ続けていると、リラックス過剰になって破綻します。からだにいい食べ物は副交感神経を優位にしますが、それも過ぎれば、感情的になったり、感覚的な性格が助長されることになるのです。「無くて七癖」といいます。誰もが注意する必要があるのです。

感謝の言葉

先日、若い女性から電話があって、70歳代の母親について相談されました。おなかの調子が悪くなり病院に行って検査をしたところ、大腸ガンと診断されたそうです。手術を勧められ、３週間後に予定が入ったというのですが、この方の話のなかで気になったのは、医師も患者本人も家族も、病気になった原因をまったく問題にしていないことでした。

患者さんが病気になる前に、なにかつらいことがありませんでしたかと尋ねたところ、弟の精神的な病気のことで心労が続いていたと話してくれました。

この方は、おそらく、その悩みが大きなストレスとなっていたのでしょうが、心のつらさには、それが病気の原因だと分かっていても、取り除けないものも多いと思います。そのような場合は、心の持ち方を変えて、苦しみから脱却する必要があるのです。

そこで登場するのが、感謝や祈りの言葉ではないでしょうか。「ありがとうございます」「よろしくお願いします」というような言葉を、1日に2回くらい口にしてみるのは大切なことなのです。聴覚を通して脳に入り大脳新皮質で理解された、それらの言葉は、旧皮質や大脳辺縁系に記憶され（特に海馬《かいば》で）、やがて自律神経系の中枢《ちゅうすう》である視床下部《ししょうかぶ》に働いて、心の安定をもたらすでしょう。

もし心の悩みを抱えたまま、こうした努力をまったくせずに、手術や抗ガン剤、放射線などの治療に向かうと、病気の根本原因は除去されていないのですから、いずれガンが再発することになります。そうなってしまうと、お年寄りなら、体力も免疫《めんえき》力《りょく》も余力は尽きているでしょう。やはり原因を正しく追究し、そこから逃れる手立てを考えなければなりません。

また、生きている幸運に感謝する心も必要です。35億年の生命の歴史を生き抜いてきた祖先の存在、それに連なる自分は、驚くべき存在なのです。日常的なことに埋没していると、生きていることのありがたさを忘れてしまいがちです。少し前まで、日本には神棚や仏壇がある家も多く、神仏に手を合わせたり、先祖に珍膳《ちんぜん》を上げ、鉦《かね》を鳴らして祈る習慣がありました。

物事を科学の力だけで解決しようとすると、目先の治療効果に心が奪われてしまい、本当の治療の流れが忘れ去られてしまいます。特に日常に埋没して忙しく働いている医療関係者は注意が必要です。忙しさは、狭い思考で生きることに繫《つな》がってしまうのです。

低血糖と怒り

空腹が続くと、元気が出ません。「腹が減っては、戦《いく》さはできぬ」の言葉どおり、すっかり元気をなくしてしまいます。この状態は低血糖の体調ですが、この後のからだの反応を知っておくことは大切です。動物は空腹から脱却するために、交感神経を緊張させ、自律神経の力で血糖を上昇させようとします。

例えば、いつになく空腹だったので食堂でカツ丼《どん》を注文したとしましょう。それなのに、カツ丼がなかなか出てこなかったら、あなたはどうなりますか。だんだんイライラしてきて、ついには怒鳴ってしまうかもしれません。ところが、実はこの時点では、すでに血糖が上昇していて、空腹のことは忘れているのです。

あるいは空腹時に、用事ができてからだを動かすと、あちこち動き回っているうちに空腹は感じなくなっていることがあります。これは、交感神経緊張によって血糖が上昇してしまったからなのです。

マウスの実験で驚いたことがあります。アドレナリンやノルアドレナリンの交感神経刺激物質を注射すると、激しい血糖上昇が起こるのです。つまり、物を食べなくても血糖を上げることができるわけです。

逆に、この反応がからだを危険に導くこともあります。これまで説明してきたように、甘い物を摂《と》ると、すぐに血糖は上昇しますが、下降も早いのです。ですから、甘い物を習慣にしていると、頻繁に補給しないと自分の血糖を維持できなくなってしまうのです。低血糖の状態でストレスを受けてしまうと、そこから脱却するために、怒りが爆発することになります。

今の日本の子供たちは、ふつうに生活しているつもりでも、お菓子やジュースなどで糖分過多の状態になりやすくなっています。大人が食生活に気をつけてあげないと、甘い物ばかり食べてしまいがちです。そんな子供たちが低血糖の状態になって、ストレスで怒りが爆発すれば、他人を傷つけてしまうことにもなりかねません。逆に、怒りを内に閉じ込める性格の子供なら、激しい内的葛藤《かっとう》にさらされて精神的破綻《はたん》へと進んでしまう可能性もあるのです。

これからの教育や医学は、食についても充分に考慮しないと、問題解決はますます困難になるでしょう。

頭のなかが真っ白になる

『キレない子どもを作る食事と食べ方』（今村光一著、主婦の友社刊）は、一般の人にも医療関係者にも読んでもらいたい本です。医学の進歩はこのような本から始まるといってもいいのではないでしょうか。

この本のなかに、「頭のなかが真っ白になる」という話があるのですが、これについて自律神経との関係で謎《なぞ》解《と》きをしてみましょう。

「頭のなかが真っ白になる」と同じように「目の前が真っ白になる」という表現がありますが、私たちはあまりにも興奮すると、周囲が明るく見え、ついには目の前が白く見えるようになることがあります。

そんなときには、意識は集中を通り越して、ひとつのことしか考えられないようになっています。善悪の判断さえつかなくなっているかもしれません。いわゆるキレている状態です。このときは、脈拍が増え血圧が上昇しています。交感神経反射で循環量が増え、血流が増大しているのです。

また、不安などで過呼吸になったときにも、目の前が真っ白になります。この状態は、自分で意識して過呼吸してみることによって体験することもできます。

これらは酸素の多い状態、血流が多い状態なのですが、突発的な交感神経反射、あるいは交感神経緊張で起こる症状なのです。

なぜ、そうなったのかというメカニズムが分かれば、自分で治すこともできます。つまり、深呼吸をして、呼吸をゆっくりしたペースに戻せばいいのです。

反対に、元気がなくなったり、気分が落ち込んだときには、目の前が真っ白ではなく真っ暗になることがあります。この発症のメカニズムは逆で、脈拍が低下、血圧が下降し、循環血液量が減少しているのです。つまり、目の網膜へ行く血流が低下するために起こるのです。

そんなときは、からだを横にすれば改善します。頭部や目に行く血流が増加しますから、だんだん目の前が明るくなってくるでしょう。これは副交感神経反射によって起こります。

また、副交感神経反射の極限で起こるのがショック状態です。ショックを起こす原因はいろいろあるでしょうが、強い痛みを感じたり、ハチに刺されたりした場合にも起こります。本来、副交感神経反射は排泄《はいせつ》反射なので、脱糞《だっぷん》や尿失禁などを伴うこともあります。

このように自律神経の働きを理解すると、多くの難問に答えが得られるのです。

仕事のように血圧を測る人がいる

ある講演で、次のような質問を受けました。「自分は早朝高血圧症と言われて、降圧剤をここ数年飲んでいますが、薬がだんだん効かなくなって、困っています。どうしたらいいでしょう」というものです。数値を聞くと、朝、最大血圧が１５０㎜Hgくらいだといいます。

この問題について考えたいのですが、まず、血圧について理解しておかなければならないことがあります。

第一に、ある程度の早朝高血圧は、からだの正常な反応だということです。夜、横になって眠っている間は、重力から解放されるので、筋肉は弛緩《しかん》して血圧は低下します。最大血圧は１００㎜Hg前後です。しかし、朝、目覚めて活動を開始すると、１２０～１４０㎜Hgまで上昇します。上昇することによって、元気に活動できるわけです。

第二に、物事に熱中したりすると、交感神経緊張になり、一時的に血圧が上昇します。これが活力の元になっているのです。

1日中血圧が高くて、筋緊張でめまいや肩こりなどの症状が出るような場合は、高血圧症として問題になりますが、一時的に血圧が上昇するのは、正常な生体反応なのです。特に不安になった場合など、瞬間的に血圧上昇は鋭いピークを示します。

みなさんのまわりにも、仕事をリタイアしたお年寄りなどで、1日の間に、5回も6回も熱心に血圧を測定している人がいるのではありませんか。このような人は、すでに健康病ともいうべき呪縛《じゅばく》に囚《とら》われているといえるでしょう。こんなことをしていては心が休まる暇がなくなり、交感神経緊張で、血圧がさらに上昇するパターンに入ってしまいます。

では、高血圧の不安から逃れるためにはどうすればいいのでしょう。まず1〜2ヶ月、血圧の測定をやめてみることです。健康のことばかり考えている生活は、自分のからだに常に疑問を持っている状態です。これは、感謝の気持を抱いて生きることとは対極にある生活だといえるでしょう。

次に、血圧の薬自体をやめることです。血圧の調節は、元々からだに具《そな》わった仕組みで、外から行なうことではありません。むしろ、薬で血圧を下げようとすれば、からだはそれに抵抗して、ますます交感神経緊張になるでしょう。特に、お年寄りでも元気な人なら、調節力もまだまだ強いですから、血圧降下剤を飲んでしまうと、からだに血圧を上昇させようという力が働いて、さらに上昇してしまいます。

冒頭の質問者の場合でしたら、最大血圧が、たまに１５０㎜Hgになるくらいで、びくびくして暮らすことはないのです。

川田信昭氏の現代医学への挑戦

２００４年12月25日に、川田信昭氏の新医院開設のパーティが開かれました。川田氏は高校時代（青森高校）の同級生で、普通の公務員として働いていたのですが、10年くらい勤めてから一念発起して新潟大学医学部に入り直し、医者になったという変り種です。レスリングの国体選手でもあったのですが、気はやさしい男です。川田氏は現代医学のいい加減さにあきれて、医師である奥様とともに東洋医学クリニックを川崎市に開設しました。

パーティの前に新しい医院を見学させてもらったのですが、そこで近況をいろいろと話してくれました。私は研究が専門で患者を診察することがないので、臨床の話を聞くのはとても勉強になります。そのなかで、「最近は、ガンの患者さんに抗ガン剤だけでなくステロイド剤まで投与している」という話がありました。私が、「そんなバカなことがあるはずはない」と応じると、「本当にあった話なのだ」というのです。

ガンは免疫抑制の極限で起こっている病気です。そこに抗ガン剤のほかにステロイド剤まで使ったら、リンパ球の減少が激しく、ガンが治る機会が奪われてしまいます。ステロイド剤を使うと、短い間は炎症が止まったり痛みがなくなったりするので、プラスの反応と誤解されやすいのです。

恐ろしいことに、物事の本質を考える医療が失われつつあるのです。間違った医療を正すには、患者さんが感性を磨き、間違った治療から逃れなければなりません。

川田氏の治療の特徴は、対症療法のための薬はいっさい使わずに漢方薬を補助的に使い、生活指導と栄養指導を行なっていることです。これで驚くほど病気がよくなります。

むしろ、一般の医師が患者さんの病気を薬でこじらせ、川田氏がその後始末をしているというのが本当のところでしょう。川田氏は、患者さんがそれまで使っていた薬をやめさせるのです。

また、川田医院の看護師さんのうち二人は、アトピー性皮膚炎を長年のステロイド外用剤で悪化させた経験があり、その離脱によって病気から脱却した人たちです。自分が苦しんだ経験があるので、患者さんへのアドバイスも適切ですし、この二人の存在は患者さんの励みにもなっています。ステロイド外用剤をやめると、それまで抑えられていた炎症が一時的に爆発するので、離脱経験者のアドバイスは極めて有効なのです。

カルテの書き方

ある病院の診察室の光景です。

「どうしましたか」

「半年くらい前に便に血が混じることがあって、少し気になっていたのですが、昨日また同じことがあったので、心配になって来ました」

このような場合、医者も患者さんも、からだの異常に気づいてからの出来事しか話題にしないことがほとんどでしょう。血便のほかに、お腹《なか》の調子はどうかとか、食欲はどうかとかに質問が及ぶことはあっても、半年前、１年前の症状が出る前のことが、カルテのアナムネーゼ（既往症）欄に書き込まれることはありません。これが現状です。

しかし、これまで繰り返しお話ししてきたように、この流れから脱却する必要があるのです。なぜなら、病気の原因は発症以前に存在するからです。いくら病気の症状を詳しく聞いても、現状が把握できるだけで病気の原因はわかりません。無理な生き方、真面目《まじめ》過ぎる考え方、つらい環境、心の悩みなど、からだを痛めつけている原因を解明する必要があるのです。

たくさん検査をしても、病気の状態が分かるだけで、原因を知るのにはほとんど役に立ちません。りっぱな機器をそろえた大病院に行っても、病気の本当の原因を知ることはできないのです。私たちは、大病院で精密検査を受ければ、病気の原因に辿《たど》り着けるという幻想をいだいてきました。しかし、病気の原因は、生き方の無理や偏《かたよ》りにあるので、精密検査で病気の謎が解けることはないのです。

病気の症状が現われる以前に注目するということは、医療や医学の質をも一変させるほどの影響があります。悩んでいる患者さんの考え方や生き方の偏りに対してのアドバイスが必要になるからです。人間は弱い存在ですから、ストレスに負けやすいし、真面目過ぎて自分を痛めつけてしまうことも多いでしょう。このような生き方の問題が病をつくることを患者さんに説明し、新しい生き方へのヒントを示すわけです。

このような流れは、「医は仁術である」という言葉を復活することでもあるでしょう。他人に生きる指針を与えなければならないとなれば、医療関係者に全人的な力量が求められることにもなります。単純な知識だけの科学万能主義では全うできない世界なのです。

電子カルテの導入

岐阜大学医学部で講義を行なった時、内科の教授から、「当大学病院では全面的に電子カルテを導入する予定です」という話を聞きました。最新のコンピュータ・システムが使われるということです。そして、大学病院の玄関はホテルのロビーよりもりっぱな巨大空間でした。このようなりっぱな設備にふさわしい医療が行なわれることを願うばかりです。

全面的に電子カルテを導入しないまでも、病歴などのデータをパソコンで管理する医師が増えているのは事実です。ある患者さんからこんな体験談を聞きました。診察の間じゅう、医師は患者さんの顔を見ずにパソコンのキーをたたいていたというのです。病歴をつくり終えると、それ以上の話をすることなく検査にまわされてしまったそうです。電子カルテがあちこちの病院で使われるようになったら、このような光景がさらに増えるのではないでしょうか。杞憂《きゆう》に終れば幸いです。

私はアメリカに留学しましたが、そこで印象に残っているのが、次のようなボスの姿でした。臨床の教授ともなると、ふつう秘書を数人抱えています。毎日のスケジュールをチェックする秘書、研究論文をタイプする秘書、講座を運営する秘書などがオフィスに控えていました。

さて、そのボスは、一人の患者の診察が終わると、テープにその病歴を吹き込むのです。吹き込みが終わると、次の患者の診察に移ります。そして、その間に秘書の一人がヘッドホーン付きのテープレコーダーで吹き込みを再生し、それを聞きながら、カルテをワープロで完成させるのです。細かい日時や数字は、ボスがつくっていたメモを見ながら打ち込んでいました。日本のように、医師が自分でパソコンやワープロを操作することは決してありません。診察するときは、始めから終わりまで患者さんと向き合って話を聞いていました。

電子カルテを導入するのは結構ですが、形式だけをマネるのはやめてほしいものです。患者さんの顔を見ないで病態を把握することはできませんし、患者さんの不安を解消することもできないからです。患者さんはいろいろな不安を抱えて病院にやってきます。不安で交感神経緊張が極限状態になっているのです。医師の力強い励ましを受けて不安から逃れることが、病気から脱却する強い力となる場合も多いでしょう。

医師の力量を発揮できるかどうかは、どのように患者さんに対応しているかがカギとなるのです。

これからは患者側からの「医師評価」も必要な時代になると思います。

自律神経免疫《めんえき》療法

病気を治すために一番大切なのは、本人自身が、無理な、あるいは偏った生き方を変えることなのですが、次に必要になるのが、医師によるアドバイスであり、免疫力を高める医療行為です。患者さんが自分一人だけで病気に立ち向かうのは心細いでしょうし、迷ったりすることもあるからです。このような目的のために、私の共同研究者である福田稔先生が中心となって、「自律神経免疫療法」が行なわれるようになり、さらに仲間が集まって研究会が開かれています。

「自律神経免疫療法」は、主に刺絡《しらく》療法（爪《つめ》の生え際《ぎわ》などを注射針で刺激する治療法）を中心とした自律神経調整法ですが、経過中に患者さんの血中のリンパ球レベルを測定しています。生き方を変え、食生活に注意し、軽い運動をして、さらに自律神経免疫療法を行なうと、リンパ球は徐々に上昇してきます。同時に患者のＱＯＬ(quality of life）も改善してくるのです。ガンの自然退縮は、半年から1〜2年後以降に現われることが多いので、気長に取り組む必要があります。

このとき、注意しなくてはならないことがあります。それは、医師側が自律神経免疫療法をあまりにも過信してしまうケースであり、患者側がこの療法に頼り切って自助努力を怠ってしまうことです。医療行為は、あくまでも補助的手段であることを忘れてはいけません。

福田先生ですら、次のように述べているので紹介しましょう。

「病気は自分の無理な生き方が招く。だから、病気は自分で治すものだ」

いまから10年前、安保徹教授といっしょに「福田―安保理論」を確立した当初、私は患者さんにそう説明していました。しかしその後、自律神経免疫療法と出会い、その切れ味のすばらしさのために、いつしか「私が病気を治してやるんだ」と思うようになりました。患者さんも殺到し、明らかに働き過ぎてしまい、2度も病に倒れてしまいました。そのときに痛感したのが、「病気は〝医者が治してやる〟のではなく、〝患者さんが自分の力で治す〟ものだ」という原理です。

私の苦い体験への反省に基づいて、原点に立ち返り、病気を治すには、いかに自分自身の生き方を見つめ直し、変えていくことが大事かを感じています。いま病気に悩んでいる人、病気の影におびえている人たちのお役に立てれば幸いです。

日本自律神経免疫治療研究会理事長　福田　稔

三井式温熱療法

古本屋で『注熱でガン・難病が治る』（三井と女子《めこ》著、一光社刊）という本を買ったのですが、最近同じ本を読者の方からも送っていただきました。いつの時代にも感性の高い人はいるもので、今から30年近くも前に、ガンや難病の成立メカニズムに正しい答えを出し、正しい治療を行なった人がいたのです。残念ながら、三井さんは2001年に亡《な》くなられましたが、三井さんの治療法を紹介しましょう。

三井さんは、病気は心身消耗によるエネルギー不足によって起こるから、この消耗によって受けた自律神経の異常に、不足した熱を補充してあげれば、体力、気力が蘇《よみがえ》って病気は治るのだといっています。極めて明快で簡単な理論ですが、本質を突いていると思います。このようにして病気を治すことができれば、患者さんを励ます力がますます強くなり、病気の治癒《ちゆ》率は上がるでしょう。

この逆を行なっているのが現代のガン治療です。三大療法で体力や気力を低下させ、低体温をつくっています。また、このような医療に携わっていると、ガンや難病が治ることが極めて少ないので、医者は患者さんを脅かすことでしか我が身を支えられなくなってしまいます。現代の医者が、医の心を失い患者さんを痛めつける言葉を吐いてしまうのは、医者の罪ばかりでなく、現代医学の矛盾から始まっているのです。医者も現代医学の犠牲者ということができるかもしれません。

この本には医師のさまざまな暴言も綴《つづ》られていました。「今なら責任もつが、すぐ切らねば責任はもてない」と言う外科医。「これを飲んでいないと死んでしまうぞ」と言う医師。ガンが治ったら、「そんな筈《はず》はない、それはガンではなかったのだろう」と言う主治医。主治医に診断書を見せると、「診断書が間違えているのだろう」と言ったといいます。

ガンの患者さんを三大療法で消耗させることはマイナスにしかなりません。生き方を変え、からだを温めれば、ガンは自然退縮するという流れをもっと広く知ってもらわなくてはなりません。

現代医療で持て余している膠原病《こうげんびょう》も、ストレスによる交感神経緊張から始まっているのですから、三井さんのいうように、ガンと同じ治療をすればいいのです。このことを三井さんは、東洋医学でいう「異病同治」と同じだと述べています。

病気を体験することの意味

東洋医学には「未病」という言葉があります。健康と病気の中間という意味でしょう。未病のうちに対処して、病気を防ぐことは大切です。当然のことながら、大病してからでは治るのに時間がかかるからです。しかし最近私は、病気になってしまうのも、ある意味、すばらしいことではないかとさえ思うようになりました。

ほとんどの病気は、生き方の無理や偏りから発症します。ですから、病気から脱却するために、最大の力となるのは生き方を変えることなのです。しかし、生き方を変えるのは簡単ではないかもしれません。人それぞれ独特の性格や考え方が染《し》みついていて、それを修正するのは困難だからです。

しかし、病気になってしまったら、嫌でもそれまでの生き方を考える必要に迫られます。大病をして、ようやく生き方の無理に反省が及ぶということも多いのです。特に、ガンや膠原病、そして潰瘍性《かいようせい》大腸炎などは、いかにストレスの強い生き方を選択しつづけていたかを自覚できるのです。人は痛い目にあわないと真実に気づくことができないというのも、また真実なのでしょう。

同様に、子供がアトピー性皮膚炎や気管支喘息《ぜんそく》になると、育て方を見直すきっかけになります。甘い物を食べる習慣、屋外で遊ばない習慣などを変えるのは容易なことではありません。つい現状維持で進んでしまいがちです。見方を変えれば、アレルギー疾患は子供らしい生き方を取り戻すチャンスともいえるのです。

一方、病気は生き方の偏りに起因することを自覚できずに、それまでの生活を変えることなく、薬を飲んでよしとする人たちもいます。その場をしのげれば、それでいいという生き方です。高血圧症の人が降圧剤を飲むのも、不眠症の人が睡眠薬を飲みつづけるのも、自分の生き方など知ったことではないということなのでしょう。

病気を、生き方を変えるチャンスと理解した人たちが、共通して口にする言葉があります。それは、「病気になってよかった」です。ガンになった場合でさえもそうなのです。世の中には、無駄なことなどないのだとつくづく感じています。

現代医療を変える難しさ

これまで繰り返しお話ししてきたように、病気は生き方の偏りで起こります。本質的なことは実にシンプルです。このことが分かれば、治し方も見えてきます。つまり、生き方の偏りを自分で是正することです。

しかし、偏っていることを本人が自覚できなければだめですし、それまでの生き方を変えようとすれば、かなりのエネルギーを必要としますから、自覚できたとしても、実行に移す意欲が湧《わ》かない人もいるかもしれません。そういう人たちは、やはりそれまで通り、医者まかせの対症療法を続ける道を選んでしまいます。今の日本の医療制度は、対症療法のための薬をたくさん患者さんに出すことで利益が上がるようにできていますから、この流れを断つことは難しいのです。

そして、生き方の偏りに気づくためには感性が必要です。科学万能主義や分析医学だけでは、医者も一般の人も感性から遠のくばかりです。医学生は勉強する期間が長いので、自信過剰に陥りやすいのです。自分は学問の頂点に達したと勘違いしがちですし、これに専門領域が加わると、さらに手がつけられないような天狗《てんぐ》になってしまいます。なかには病気がまったく治っていないのに、どうしてこんなに自信満々でいられるのだろうと思える医者もいます。一方、患者さんについていえば、まさに日本社会や日本経済を支えているような真面目《まじめ》な人たちが、結果的に現代医療の支持者となっていることが多いのです。

一口に病気といっても、軽いものから重いものまで、いろいろです。例えば、風邪をひいたときに風邪薬を飲んでも、それほど害は現われずに、結局は治ってしまいます。虫に刺されたときにステロイド軟膏《なんこう》を塗っても、一過性のものですから害は現われないで治ります。高血圧症や高脂血症に降圧剤やコレステロール代謝阻害剤を飲んでも、2〜3年くらいは平気でしょう。こうして、少しの間違いを積み重ねているのが現代医療の現実なのです。対症療法で病気が悪くなっていても、自分の病気は年のせいだと思ってしまう患者さんも多いのです。

現状を見ていると、このまま極限まで行って破綻《はたん》してしまうのではないかと思えるほど、現代医療の流れは進んでいます。例えば、抗ガン剤の副作用をステロイド併用で止めようとしていますし、膠原病にステロイドのパルス療法（ステロイド剤を点滴で通常3日間程度大量投与する治療方法）では飽き足らず、延々とステロイドの維持療法をやっています。潰瘍性大腸炎やクローン病に対しても同様です。極めて病気の悪化が早くなっているのです。どこまでいけば、目が覚めるのでしょうか。

サプリメントはなぜ流行《はや》るのか

サプリメントや健康食品の市場が、ますます大きくなっています。その勢いは、止《とど》まるところを知らないという表現がぴったりです。今や、病気で悩んでいる人や健康に不安のある人のほとんどが、サプリメントや健康食品を摂《と》る時代になったのではないでしょうか。

この流行の背景には、理由が二つあると思います。一つは医療の現状に対する不満です。慢性疾患に対して行われる対症療法は、確実にからだを痛めつけています。特に、ガンに対する抗ガン剤、膠原病に対するステロイド剤、潰瘍性大腸炎に対する消炎鎮痛剤（ペンタサやサラゾピリン）、高血圧症に対する降圧剤などは、むしろ病気を悪化させる治療なのです。医師は続けるように勧めるけれど、本当にこれでいいのだろうか。治療をやめる勇気はないけれど、なんとかそこから逃れたいという気持が、患者さんにあるのではないでしょうか。

対症療法によって、たとえ症状が軽くなったとしても、それはからだの反応力や生命力を低下させたことによるので、治癒とは正反対なのです。これらの薬はからだにさらなる不調を引き起こしてしまいます。脈が速くなり、からだは冷え、便秘になり、生きる喜びさえ奪ってしまうことになります。

このような状況のなか、勘のいい患者さんがサプリメントや健康食品に向かうのです。そして、それは口コミなどの情報で伝わることも多い。熱心に勧める人は、その商品で自分の病気を脱却した経験を持っていることが多いので、説得力があります。

ふたつ目の理由は、からだの調子のよさを自分で実感できるからです。特に、からだが楽になった、顔色がよくなった、便通がよくなった、手足が温かいなどが感じられます。薬で抑えられていた生体反応が出るようにもなるので、場合によっては、からだがだるくなったり、熱や痛み、発疹《ほっしん》が出るなどというところまで進むこともあります。これは好転反応と理解できます。3～4日でこのような症状は治まり、からだの調子は前よりもよくなるでしょう。

しかし、サプリメントや健康食品がいくらからだにいいといっても、間違った治療を撥《は》ね返すほどの力はありません。やはり、対症療法の薬はやめなくてはなりません。また、人によっては合わない場合もあるので、慎重に自分の感性や感覚で選ばなくてはいけません。3週間くらい試して、あまり変化が感じられなかったら、変えてみるくらいの気持ちで選べばいいでしょう。病気は生き方の偏《かたよ》りから来ているのですから、生き方を見直すことは常に必要です。そうすることによって、サプリメントや健康食品の力もさらに生きてくるのです。

患者が変わらなければ、病気は治らない

患者さんは45歳の女性。進行した胃ガンが見つかったので、医師の勧めに従って、胃の全摘手術を行ない、術後に抗ガン剤治療を受けました。治療後1年くらいして背骨に転移が見つかったので大学病院を紹介され、放射線照射を受けましたが、2ヶ月後に死亡したといいます。このような経過で亡くなってしまう患者さんはかなりの数にのぼるのです。

そして、この患者さんの場合は、自分が受けている治療に途中で疑問を感じ、知り合いから紹介された、あるサプリメントを抗ガン剤治療中に摂ったそうです。すると、食欲が少し回復したので医師に体調がいいと報告すると、医者は不愉快そうな口調でサプリメントをやめるように言ったそうです。

大病院や大学病院に勤める医師は、ガンの三大療法を行なうことに初めから疑問を持っていないので、その病院で治療を受ける患者さんが、それらの治療を受ける流れ

に入るのは当然だと思っています。大病院では、医師が集団で治療方針を決めますから、個人の力量でガン治療の問題点を考えることは無理な仕組みになっているのです。その時代の大きな流れを実践するのが大病院であり、そこに勤める医師たちなのです。けっして悪気があって三大療法をやっているわけではありません。むしろ、現状に忠実な真面目な医師たちなのです。

このような治療は、ガン以外の病気に対しても同様です。アトピー性皮膚炎にステロイド軟膏を使う、膠原病にステロイド剤の維持療法を行なう、潰瘍性大腸炎にペンタサなどの消炎鎮痛剤を使う、腎臓病に利尿剤を使う、などです。大病院に行く場合には、患者さんの方もこのような実情を理解しておく必要があるのです。そして、このような流れを脱却し、危険な治療から逃れるには、患者さん自身が感性を働かせて自分自身を守らなくてはなりません。

病気は患者さん自身の生き方の偏りから始まっていることが自覚できれば、病気から逃れるのはそれほど難しいことではないのです。

医師は、何百人という患者さんの面倒を同時に見ていますが、患者さんは自分のことだけ考えればいいのですから、もっと真剣に病気と向き合う必要があるのです。「患者が変わらなければ、病気は治らない」。この認識を肝に銘じてください。

病気に対する心構え

誰でも病気になればがっかりしてしまいます。しかし、それは生き方を変えるためのチャンスだと考えましょう。病気が進んでいても、生きていることのありがたさに気づくことができれば、ずいぶんと心の有り様も変わってくると思います。ある患者さんの家族の方から、手紙で相談を受けました。病気で悩んでいる人に共通するものがあると思うので、一部を紹介します。

安保先生はじめまして。母のことで相談があります。2年前に大腸がんで手術をしてその後肉眼では見えない所を、8ヶ月抗ガン剤で叩《たた》いて去年の9月に腹水がみつかり再発しました。2年前からの母の精神状態を考えて、家族、先生と相談して本当のことはいっていません。いっているのは、腹水のこととマーカーが上がっていることだけですが、民間療法をしています。ただ8ヶ月も抗ガン剤をしていたので体が弱ってしまい、元に戻るのがだいぶ時間がかかると思います。母に今足りないのは前向きな気持ちと思うのですが、なかなか前向きになれず家族はどうしていいか分かりません。母なりに頑張って枇杷温灸《びわおんきゅう》や足湯、気功、尿療法をしてきましたが、それでも駄目みたいで、外に引っ張りだして映画やカラオケに数回いきましたが、歩いていたら腰が張るみたいで歩くのが困難です。それに腹水がなかなか抜けず、1週間ぐらい前からひどくなり小水がほんの少ししかでなくなり、食事もあまりできないので痩《や》せてきた自分の姿をみては泣いてしまい、最近では私も母も何をしても駄目なのではないかと思ってしまい不安になってしまいます。安保先生、母が前向きになるにはどうしたらいいのでしょうか？　お忙しいのに申し訳ございません。

家族より

私は、次のように返信しました。

病気になるには必ず理由があります。無理をした、つらいことがあったなどです。病気はそこに気づかせてくれるありがたい機会です。感謝する流れに入ったとき、前向きになれるでしょう。その逆が、抗ガン剤や手術の世界です。自分でつくった病気を他人まかせにしているのです。生きていることに対しても感謝が必要です。まわりの人も感謝の気持ちがないといけません。あなたも、不安ばかり述べて感謝の気持ちが少ないように感じます。

ガンの治療と家族

これまでお話ししてきたように、三大療法（手術、抗ガン剤、放射線治療）を受けずに、「ガンを治すための4ヶ条」を実践すれば、いずれ免疫《めんえき》が高まりガンは自然退縮に入ります。

ここで改めて、4ヶ条を挙げておきましょう。

1　生活のパターンを見直す。
2　ガンの恐怖から逃れる。
3　からだが消耗する三大療法を受けない、続けない。
4　副交感神経を優位にして免疫力を高める。

まずは、1が大切なのですが、患者さんが生き方の無理から病気が発症したことを認識して、三大療法を受けないと決心した場合でも、家族や周囲の人たちが病気の成り立ちについて理解していないと、不安のあまりに三大療法を勧めることにもなりかねません。実際、夫や妻、両親などから強く言われて三大療法をやめる決心がぐらついてしまうケースもあるのです。

このような場合、その周囲の人たちにも、私の本を読むように患者さんから勧めることを提案しています。家族の理解が加われば、安心して「４ヶ条」に専念できるからです。そして、家族が患者さんの生き方について一緒に考え、「随分頑張ってくれたので、これからは、からだを労《いた》わってください」というような気持ちになることができれば大成功です。

しかし、どうしても家族の同意が得られないこともあるでしょう。そんなときには、患者さんは自分の考えを解《わか》ってくれないと嘆くのではなく、感謝の気持をもって我が道を進んでください。その場合でも、「私のことを心配してくれて、本当にありがとう」という意思表示をちゃんとする必要があります。そのうえで、自分の進むべき方向は自分で決めるのです。

４ヶ条を実践すれば、すぐによくならなくても、急に悪くなることはありませんから、半年、１年と続けていけば、周囲の人たちの見方も変わってくるでしょう。「あれ！ガンって急に悪くなる病気じゃないんだ」という気持ちになってくるからです。患者さんは、「半年過ぎればリンパ球が増える。そこからがガンとの闘いの始まりだ」くらいの気持ちで、気長にやることが肝腎です。

病気は自分で治す

それまでの無理を続けた生き方を変えて、本来のあるべき自分の姿を取り戻そうとするとき、大切なのは知識ではなく、自分の感性です。感性に従ったときに変革は可能になります。しかし、生き方を変えたからといって、すぐに病気から脱却できるわけではありません。特に、ガンの場合は、すぐに自然退縮するわけではないのです。しかし、病気を抱えながら、治してゆくこと自体が、喜びとなっていく世界があると思います。その過程が楽しみにさえ感じられる。そういう経験をした人の話を聞くことも多いのです。

逆に、自分の命のすべてを医師などの他人に預けてしまったら、いつもその人の言動を気にして、びくびくしながら生きなければなりません。診察中に医師がついた溜《た》め息一つにさえ敏感になってしまうでしょう。これではストレスがますます増えて、病状は悪化するばかりです。

生き方の偏りを自覚して、薬などを減らしていく場合でも、すべて自己責任でやらなくてはなりません。薬をやめれば、抑えられていた症状がぶり返してくるので、それに耐える加減も、自分で判断しなければなりません。特に、ステロイドホルモンや消炎鎮痛剤の離脱は焦《あせ》らず、自分のからだと相談しながら進めなくてはなりません。

病気になる前を振り返れば、生真面目《きまじめ》、がんばり過ぎ、無我夢中、短気、恐れ、怒りなど、自分を追い込む流れで生きていたことが自覚できるでしょう。他人を許せない感情に囚《とら》われていた人もいるかもしれません。この逆の流れは、自分を労わる、無理をしない、自分を見つめる、気長に、安心、許すなどの感情です。

進行ガンから脱却した多くの患者さんと話す機会があったのですが、みなさんがこのような流れに入って病気から脱却していました。ちょうど困難な修行を終えて悟りの境地に入られているように感じられたのです。文字通り、人生の試練をくぐり抜けた方たちです。

また、感謝の気持をもって人生を前向きに考えることは大切ですが、その一方で、人はいずれは死ぬのだということを理解しておくのも必要です。たとえ病気が治らなくても、楽しい思い出まで消えることはないのです。

第4章　健《すこ》やかに生きるために

太陽の力

地球上のほとんどの生き物は、太陽のエネルギーなくして生きていくことはできません。特に、地球の表面で生きている生き物と太陽の関係は深く、人間も例外ではありません。

人間は地球上のさまざまな地域に住んでいますが、黒人は太陽の光の強い地域に適応した人種ですし、白人は太陽の光の弱い地域に適応した人種です。私たち日本人は黄色人種で、その中間的存在だといえるでしょう。

当たり前のことのようですが、この基本を理解していないと、さまざまな誤解が生まれることになります。最近、オゾン層の破壊などに関連して、紫外線を浴びると皮膚ガンになるなど、その害について、いろいろ取り沙汰《ざた》されています。有害な紫外線が増加していることはもちろん問題ですが、これらの説はアメリカやヨーロッパの白人を対象にして書かれた論文に基づいているのです。それを、人種の違う日本人にそのまま当てはめているのです。

アメリカやオーストラリアで暮らしている白人たちは、本来は太陽の光の弱い地域に住むのが適している人種なのに、ネイティブアメリカンやアボリジニーが適応して住んでいた太陽の光の強い地域に住み出したので、紫外線に対して、特に注意が必要なのです。

しかし、日本人は太陽の光の中間的な強さの地域に適応しています。白人のように、「紫外線を浴びるとからだに悪い」とはならないのです。

むしろ、太陽に充分に当たることが日本人の健康法といえるでしょう。実際、日に当たると血行がよくなり皮膚の輝きも増してきます。また、紫外線は骨をはじめとする運動器を丈夫にするので、日光に当たって過ごしている人は健康度が増すのです。これが、漁師の人たちが丈夫で長生きする理由のひとつだと思われます。

特に、子供が日光に当たらない生活を続けていると、色白でからだがひ弱になり副交感神経優位の体調になってしまいます。この体調は、アトピー性皮膚炎や気管支喘《ぜん》息《そく》を発症する体調そのものです。日の光の下で元気に遊ぶことがアレルギー体質からの脱却の道なのです。先日、藤田紘一郎《こういちろう》先生とお話ししましたが、外で泥んこ遊びする子供はアレルギーにならないとおっしゃっていました。太陽に当たることが健康を維持するためには不可欠なのです。

時代とともに問題は変化する

本屋さんに行くと、仏教や儒教の本がたくさん出版されていることに気づきます。その理由について、私なりに考えてみました。病気からの脱却というテーマと密接な関連があると感じるからです。

人間は生きるためには、まず食べ物を獲得しなければなりません。また、身を守るための衣服も必要ですし、住環境もいいに越したことはありません。昭和20〜30年代の日本では、これらの問題を解決して生き延びることが最大の課題だったと思います。しかし、現在の日本では、衣食住の問題はほとんど解決されて、新しい課題が突きつけられているように思えるのです。

それは、競争社会ゆえに生まれる苦しみの問題です。残業による肉体的な苦しみもありますが、競争の敗北からくる精神的な苦しみもあるでしょう。これらの苦しみを人生の中心課題と考えると、ブッダが実践した苦からの脱却、あるいは人生は苦そのものであるという教えが、現代人の共感を呼ぶことになるのがよくわかります。

貧しさが、苦しみの大半を占めていた時代でしたら、経済的に豊かになることでその苦から脱却できるのですから、ある意味では目標は立てやすかったでしょう。「冷蔵庫を買う」「テレビを買う」「洗濯機を買う」といった具体的な目標を立てて、がんばればよかったのです。目標がはっきりしている場合は、唯物的《ゆいぶってき》・科学的思考が幅を利《き》かせることができます。しかし現代は、心から生じる苦の世界がかなりの部分を占めるようになったので、問題は複雑です。

人間対人間から生まれるストレスは、肉体的ストレスから生まれるストレスよりも、さらに交感神経緊張をもたらす大きな力を持っています。では、人間対人間から生じる摩擦を和らげるには、どうすればいいのでしょうか。

私は最近、仁・義・礼・智《ち》・信という孔子と孟子が掲げた徳目が大切に思えてきました。この徳目の一つ一つの意味を考えると、すべて人間関係改善のために必要なことなのです。学校教育に道徳の時間が必要ではないかとか、儒教の教えを見直すべきだなどという流れは、人間関係の正しい作り方、あり方を見直さなければならないことを、日本人が感じはじめた現われだと思うのです。

住宅と健康

50年前、多くの日本人は、重労働と衣食住の苦しみを抱えていましたから、寿命は短く病気も重症化していました。ストレスの多い生き方は交感神経緊張状態にし、血流障害をもたらしますから、顔色も悪かったでしょう。

家もすきま風が吹き込むような普請《ふしん》でしたし、暖房も薪《まき》ストーブや、よくてもガスストーブでしたから、顔ばかり熱くなって背中は寒いというような環境でした。多くの日本人は厚着をして寒さをしのいでいたのです。こんな暮らしは交感神経緊張をつくりだします。

やがてアルミサッシが登場して、すきま風や土ぼこりの侵入をシャットアウトしてくれるようになりました。それまでは強い風が吹くと、家じゅうが土や砂でざらざらしたものですが、そういうこともなくなりました。壁に断熱材が使われるようになって、寒さや暑さの影響を直接受けることも減って、快適な生活が保障されたのです。

リラックス状態である副交感神経優位に移る生き方です。

先日、住宅関連の仕事をしている人と話す機会がありました。これからの住宅に何が必要かという話題で、真っ先に挙がったのは換気扇です。アルミサッシのおかげで暖かさは抜群ですが、気密性が高くなったためにダニがはびこるようになったのです。ダニはハウスダストとして、アレルギー疾患の誘発物質になります。カーペットの普及もこの流れを助長しています。そして、新建材から出る有機溶剤が、アレルギーやシックハウス症候群をさらにはびこらせることになりました。換気扇はこれらへの対策なのです。

また、エアコンディショナーの普及によって、局所ではなく全室冷暖房になりつつあります。もし、これがさらに進んで、24時間、そして1年中冷暖房が完備された環境で暮らすようになったら、日本人は破滅してしまうかもしれません。

私たちのからだは、本来、自分で体温を調節するようにできています。しかし、ずっと冷暖房が完備されていたら、この能力が低下し、自分で体温の調節ができなくなってしまうでしょう。

真冬に、ものすごく暖かくした室内で、アイスクリームを食べたり、冷えたビールを飲んだりしていませんか。これは自分の体温調節機能を使わずに、外からの刺激でなんとか間に合わせている姿なのです。体温調節機能が低下している人は、冷暖房のない場所ではすっかり元気をなくしてしまいますし、夏に熱中症などで命を落とす危険も増えてしまうのです。

自律神経と精神活動

がんばり過ぎて交感神経が緊張状態になったとき、私たちの精神活動はどのようになっているでしょうか。これを知っておくのは大切なことです。

それは一言でいうと、思い込み、思い入れの世界です。思い入れが強いので、がんばり続けてしまうことにもなるのですが、行動が伴わなくても、思い込みの強い状態になっています。

例えば、驚異的なペースで次々に作品を発表する小説家がいますが、それは思い込みの精神活動によって成し遂げられていると見ることもできます。しかし、ずっと交感神経緊張が続いて、息抜きができないと、いずれ体調を崩してしまうでしょう。ときにはストレスがからだに向かわずに、社会に対して攻撃的になってしまうかもしれません。攻撃性が自分に向かってしまった場合には、自殺もありうるでしょう。

逆に、副交感神経優位の精神活動は、よく気がつく、気が回るという状況をつくりだします。美しい自然に感動し、それを絵にするというような行為は、副交感神経の働きによって成し遂げられるのだと思います。思うままに自在に絵を描ける画家は、おだやかな感動を表現して満足するという流れに入るので、長命が保証されるのではないでしょうか。しかし、それが行き過ぎると、理性より感情が勝って、情に流されたり感情的になって、心の揺れが激しくなります。

このような副交感神経優位な人は、からだを動かす機会が少なく筋力が低下しやすいので、体操や散歩などで少しずつでもからだを鍛えなければいけません。「散歩」という言葉は、歩くことによって、熱や毒気を散じようとする漢方の行為から生まれたそうです。

思い込みは交感神経緊張の活力の世界で、感動は副交感神経優位のおだやかさの世界であることを知っておいてください。精神活動も自律神経の働きによって支配されているのです。

楽あれば苦あり

人間はぎりぎりのところで生きているとお話ししましたが、そう考えると、喜びが続いたあとに悲しいことが起こったり、苦労のあとに深い満足感を得て安心したりするわけがわかるような気がします。

生命体は35億年の歳月を経て、今も進化しつづけていますから、ぎりぎりのところで生きてはいるけれども、苦よりも楽の方が少しだけ多いというのが、実情ではないでしょうか。

これを比率で表すとすれば、51対49くらいになると思います。もし、楽と苦の比率が70対30、あるいは80対20だったら、人生はずいぶんと楽でしょう。多くの人が笑いながら人生を終えることができます。しかし、現実はそんなことにはなっていません。第1章で、空気中の酸素の量がたった1～2％上下しただけで、体調が変化したり、気分も変化するとお話ししましたが、人間はちょっとしたことに左右されてしまう生き物なのです。

キリスト教では、人類に苦しみが多いのは原罪によるものだとしていますが、生命体の進化を考えれば、苦しみの方に重きを置くのは、矛盾するように思えます。仏教の「一切衆生悉有仏性《いっさいしゅじょうしつうぶっしょう》」の方がふさわしいのではないでしょうか。

ぎりぎりのところで生きているのに、生き方を過《あやま》って苦しむことも多い。人間は仏性を持つこともできますが、間違いを犯しやすい存在であるというあたりが妥当なところでしょうか。間違いを犯さないようにするためには、人間の特徴を理解し、己《おのれ》を知るしかありません。「51対49の法則」は己を知るための大切なキーワードの一つだと思います。

「51対49の法則」をさらに深く理解するためには、自律神経の働きがどのようにからだと心に作用しているかを知る必要があります。

精神の安定を保つには

悟りの境地に達するのは無理だとしても、精神の安定は健康にとっても大切なことです。いつも迷いや恐れがあると、自律神経の中枢《ちゅうすう》である視床下部《ししょうかぶ》に影響を及ぼし、体温の乱れ、呼吸の乱れ、腸管の働きの乱れなどが連動して起こることになります。心身を繋《つな》げているのは、やはり自律神経なのです。

宗寿寺の住職である西嶋和夫氏が、坐禅《ざぜん》について次のようなことを述べています。

坐禅のすすめ

坐禅とは姿勢を正してきちんと坐《すわ》ることである
姿勢反射が働いて交感神経と副交感神経とが同じ力になる
考え過ぎから来る不満がなくなり感じ過ぎから来る不安は消える
実行力が生まれやりたいと思うことが直《す》ぐできるようになる

やりたくないと思うことはやめることが出来るようになる

自分自身と宇宙とが一体となりもっとも幸せな人生を送ることができる

精神の安定を保つうえで大切なのは、諦《あきら》めの境地になってはいけないということです。何かをなすべきときには、それに必要な考えが自然に浮かび、それを行動に移せなくてはなりません。逆に、必要ないことは考えない。不必要な行動だと分かったら、すぐにやめる決断力も大切です。これらをことさら意識せずに行なうことができれば、理想的です。

もう一つ大切なのは、西嶋氏が述べている宇宙や自然との一体感でしょう。自我があまりにも強くて、周囲から乖離《かいり》してしまうことは苦悩の出発点となります。自分も自然の一部なのだという自覚が必要です。

例えば、たくさんの薬を飲むことは、自分のからだを自然の一部として捉《とら》えたとき、自然を大切にしているとはいえません。心を落ち着けて、からだが発する声に耳を傾け、からだをいじめるような生き方を自分自身が選んでいないかどうか反省してみることです。

人間の救済

第二次世界大戦後、民主主義が日本に移入されたとき、精神主義から科学中心主義への移行も行なわれました。私は戦後生まれなので、問題の解決は科学によって成し遂げられるという風潮のなかで生きてきました。それは物理や化学のような世界だけでなく、人間を扱う医学でさえ、科学の力で何とかなると考えられたのです。

この流れは、心や精神と深い繋がりのある病気の世界でも同様でした。実際、精神医学、心身医学、臨床心理学などの学問が、これらの問題を解決してくれるのではないかという期待がずっと続いてきたのです。しかし、知識を積み重ねていく科学の力だけで、人の心の問題や病を解決することはできるでしょうか。

心の問題は、感性や直観のような、知識の蓄積では理解できないことを含んでいます。学習で得られる知識には、どうしても限界があります。気功師や整体師のなかには、あるいは一部の宗教家のなかには、この感性や直観によって、人の悩みの本質に一瞬のうちに辿《たど》り着き、問題を解決に導く人たちがいます。

また、宇宙の法則や自然の摂理も直観で知る世界なのではないかと思います。

心の病を科学の力だけで治そうとすると無理が起こります。やみくもに薬に頼って患者さんを薬漬けにしてしまいます。科学万能主義者は、この世界にある不思議な力を認める力を失っていますから、独断的で、病気が治らなくても平然とやりすごしてしまいがちです。このような傾向は、精神医学や心身医学だけでなく、心の問題が深く介入してくる内科学などにも全般的に見られるものになっています。

そもそも人間は、肉体的に病むときは心も病み、心が病むときには肉体も病む、心《しん》身一如《しんいちにょ》の存在です。科学による医学だけで「人間の救済」が完結するほど、人間の悩みは単純ではありません。感性や直観力を持つ人間は宗教家などになり、心のやすらぎを得るための術《すべ》を世の人に訴えるという流れは、現代でも必要なことなのでしょう。

新しい生き方

いろいろな病気の根本原因は、とてもシンプルなものだとお話ししました。35億年の進化で獲得した能力を超えた生き方をしてしまったとき、人間は病気になるのです。考える力を獲得した人間は、生き方を選ぶことができます。野生動物は、環境に適応して生きるしかないのですから、それほど自由がないかわりに生き方を間違えることも少ないでしょう。しかし、人間の場合は、自由がかえって仇《あだ》になるのです。

仕事をしたりスポーツをしたりするときには、脈拍を上昇させたり、血圧を上げたり、血糖を上げる必要があります。筋肉の緊張ももちろん大切です。しかし、交感神経緊張をずっと続けたら、私たちは窶《やつ》れて健康を害してしまいます。

生き方の無理で多いのは、

1　長時間労働。

2　心の悩み。

3 冷房や冷たい飲み物でからだを冷やす。
4 たくさんの薬を飲む。
などです。

1や2でつくった病気を、4でさらに悪化させるという流れも多いでしょう。このような生き方の無理が続けば、高血圧症や糖尿病になります。夜も脈拍が多ければ不眠になったり、不安な感情が押し寄せることにもなるでしょう。

生き方の無理を正すのは、医者や薬ではなく、患者さん自身の意志です。本人の自覚や意志がなければ、病気から逃れることはできません。現在の日本のように豊かな国で暮らしていれば、生き方を見直すゆとりは充分にあるでしょう。見方を変えれば、私が提唱している考え方は、今の状況に日本人が辿《たど》り着けたからこそ、できることなのかもしれません。

戦後の復興期など、豊かな国をつくりあげる途上でしたら、生き方に無理があっても、それに気づくことはできなかったでしょうし、たとえ気づいたとしても、きびしい現実のために見直す余裕もなかったでしょう。

日本は、新しい生き方を選択すべき、新しい時代になったといえるのです。

生き方の乱れと食の乱れは連動する

仕事が忙しいと食事時間が短くなり、食事の内容も偏《かたよ》りがちです。仕事が忙しくても食生活は完璧《かんぺき》ということなど、めったにないでしょう。忙しいと疲れを早く取り除こうとするので、甘い物が欲しくなりますし、手っ取り早く満足感を得るために、肉や油で揚げた物をすごい勢いで食べるでしょう。お酒好きの人は酒量が増えます。

茨城県つくば市の神埼良太郎氏は、歯周病患者にミネラルとビタミンその他の入ったサプリメントを与えて、病気の治癒《ちゆ》に効果を上げています。

40代、50代には歯周病に罹《かか》る人が多いのですが、それは仕事をし過ぎて交感神経緊張になっているためです。

第2章でも説明しましたが、忙し過ぎ→交感神経緊張→顆粒球増多《かりゅうきゅうぞうた》→歯周囲の粘膜や組織の破綻《はたん》。これが歯周病の成り立ちです。歯周病を治すには、それまでの生き方を改めるしか方策はありません。生き方の乱れは食の乱れと連動するので、サプリメントが力を発揮したのでしょう。

つらい生き方をしていると、野菜を食べるのは面倒になりがちです。野菜で素早くリラックス状態を得ることは難しいので、忙しい人は野菜を避けてしまうのです。バランスのとれたミネラルやビタミン類は野菜に含まれていることが多いので、忙しい人には、栄養の不完全さがついてまわることになります。

すぐに生き方を変えるのが難しい場合でも、ミネラルやビタミン類を補給すれば、気持ちが落ち着き、からだも精神も安定してくるでしょう。そうすれば、その後の食生活の改善や生き方の見直しもスムーズに進むことに繋がります。そのきっかけをつくるには、サプリメントも充分に意味のあることだと思います。

副交感神経過剰優位になって、運動不足や肥満で疲れやすい場合にも、食が乱れます。安易に甘い物や揚げ物に手が出るようになり、野菜が足りなくなって栄養のバランスがくずれるのです。今の日本の子供たちは、この流れの方が多いでしょう。

この場合も、ミネラルやビタミン類を補給し、疲れやすさを改善してから生き方の乱れを正すという順序で試みてもいいと思います。

少食と粗食の効用

食べ物と健康に深い関係があるのは間違いありません。また、食べ過ぎて肥満してしまうのは、精神の不安定さと関係しています。精神が不安定だと交感神経が緊張します。からだはたくさん食べることによって、その緊張をほぐそうとしたり、少しでもバランスを取ろうとするのです。

私は30歳から55歳くらいまで、身長が168cmで体重が74kgと太りぎみでした。しかし、現在は62kgです。

体重が減った一番の原因は、やはり精神が安定したためでしょう。55歳まではいつも駆り立てられるように免疫《めんえき》の研究を続けていたので、ストレスだらけでした。しかし、免疫理論を確立して精神が安定すると、たくさん食べたいという気持ちが自然になくなってしまったのです。今は、玄米と野菜を中心にした食事で、蛋白質《たんぱくしつ》は魚や納豆から摂《と》っています。それも厳密にしているわけではなくて、週に2回くらいは肉や牛乳も摂っています。

体重が減少すると、食べる量とともに、特別、おいしい物を食べたいとも思わなくなってきました。つまり、少食や粗食と精神の安定は、一体のものだと思うのです。昔からよく腹八分目といわれますが、肥満ぎみだったころは、頭では分かっていても、それを実践することができませんでした。精神が安定してはじめて、食欲の中枢《ちゅうすう》も安定してくるのでしょう。特別、努力しているわけではなく、途中で、もう充分だという気持ちになるのです。

ところが、世の中には、腹八分目どころか極端な少食にもかかわらず、元気で過ごしている人もいます。そんな量でその体重がよく維持できるものだと思えるほどですが、前に紹介した甲田光雄医師もそんなひとりです。甲田医師はすこぶる健康ですが、低体温だそうです。このような場合は、少食や粗食が進むのに伴って、エネルギーを消費する程度も減少しているのでしょう。

しかし、ここで注意しておきたいのは、いくら少食や粗食がいいといっても、精神の安定を伴わない場合は、バランスを欠いた体重減少や病気の発症へと進む可能性が高いということです。なによりも精神の安定が一番なのです。

理想的な食事とは

第3章でもお話ししましたが、健康を保つためには、バランスのとれた食事が大切です。ミネラルやビタミンが多く含まれている野菜を豊富に摂ることはもちろんですが、そのほかにも、海藻やきのこ類は食物繊維を多く含んでいるので、摂ったほうがいいでしょう。海藻やきのこ類には、私たちの持っている消化酵素では消化できない多糖類が含まれているのです。このために消化管を刺激する作用が強く、副交感神経を刺激する時間が長くなります。また、きのこ類のβグルカンは、直接B細胞を活性化します。

私は、玄米と野菜を中心にした食事を摂っているとお話ししましたが、玄米には白米とは比べ物にならないほど栄養が含まれていますし、外皮は食物繊維としての効果を発揮します。ただし、胃腸の弱い人や病気が重い場合には、負担が大きすぎますから、五分搗《づ》きくらいにするといいでしょう。

納豆や味噌《みそ》、ヨーグルト、漬物などの発酵食品も、腸内細菌のバランスを取ってくれます。

しかし、これらの食品がいくらからだにいいといっても、食べ過ぎは禁物です。食物繊維を摂り過ぎると、消化器官に負担がかかって、逆に便秘になってしまうことがあります。そのようなときには、排泄《はいせつ》反射、副交感神経反射を促す苦味や酸味のある物を摂って、消化管の動きを刺激すればいいでしょう。

日本人はどちらかといえば、植物中心の食事をしてきた民族ですから、肉はたまに摂るくらいでちょうどいいと思います。

塩分の摂取量は、それぞれの感性にしたがって、からだが要求する量を摂ってください。

水分は充分に摂る必要があります。お酒も適量なら、からだを副交感神経優位にしてリラックスさせますが、度を越すと、交感神経緊張を招きますから注意してください。

健康法に取り入れたいもの

日本人は本当にお風呂《ふろ》好きです。39度くらいのお湯にゆったり浸《つ》かる半身浴は、からだにも負担がかからず、健康法としてとても有効です。交感神経緊張の場合には、血流がよくなって、低体温の解消にも効果があります。副交感神経優位のアレルギー疾患の場合でも、血行がよくなれば炎症が消える時期を早めることができるのです。

入浴で注意が必要なのは、熱めのお湯は交感神経を刺激してしまうということです。健康な人ならまったく問題ありませんが、免疫力が落ちている人は気をつけてください。また、石鹸《せっけん》をつけて、からだをごしごし洗うのもよくありません。お湯に浸かれば、それだけでふつうの垢《あか》や汚れは落ちてしまうものなのです。前にもお話ししたように「きれい好き」の行き過ぎはストレスになります。

入浴のほかには、日常生活でこまめにからだを動かすことも大切です。ふだん運動をしない人は、軽めの運動や散歩を心がけるといいでしょう。35億年かけて進化して獲得してきた人間の骨格や機能は、使わないと破綻《はたん》を来たすようになっているのです。

日の光を浴びながら、森林を散策するのも気持ちがいいものです。植物が発散しているフィトンチッドが精神をリラックスさせる効果があることが知られていますし、森林浴後にリンパ球が増加していたというデータも報告されています。

鎌田實《かまたみのる》氏との対談

鎌田實氏は長野県にお住まいですが、「がんばらない、あきらめない」のキャッチフレーズが有名です。鎌田氏は長い間、長野県の諏訪《すわ》中央病院で地域医療や終末医療に携わってこられ、チェルノブイリの救援活動にも取り組まれています。「がんばらない」という言葉が、がんばり過ぎた人から発せられると説得力があります。そして、それに付け加えられた「あきらめない」という言葉は励ましを与えてくれます。

ある雑誌で、鎌田氏と対談する機会がありました。私は、そのとき、この「がんばらない、あきらめない」を自律神経の働きでいうと、「交感神経緊張にならない、副交感神経過剰優位にならない」ということになりますねと、鎌田氏にお話ししました。

私たちは無理してもダメですし、あきらめて楽をしてもダメです。ほどよい自律神経のリズムのなかで揺れているときに、健康を維持することができるのです。どちらに偏っても、心やからだの健康を害してしまいます。だから、生きるのは難しいともいえますし、逆に自分で生き方を選べるのだから楽しく、やり甲斐《がい》があるともいえるでしょう。

このように考えてみると、一方的に良い生き方も一方的に悪い生き方もないのです。ですから、ゆとり教育も行き過ぎれば危険ですし、子供をほめて育てようというのも行き過ぎると問題が起こります。教育には、やさしさと厳しさがバランスよく存在している必要があるのです。

からだにいいといわれるスポーツも、やり過ぎると交感神経緊張で、重労働と同じようにからだを壊してしまう危険性があります。実際、50代から70代の男性で、スポーツやジョギングをし過ぎて、からだを壊したり、ガンを発症してしまう人をよく見かけます。鎌田氏の言葉を肝に銘じてほしいものです。

微量放射線ホルミシス

紫外線、電磁波、低周波、超短波。これらに共通していることがあります。それは、多量に浴びるとからだに悪影響を及ぼすが、少量なら、からだに程よい刺激を与え、生きる力を増す効果があるということです。ここでとても大切なのが、量的な概念です。それが欠けていると、一方的に、紫外線は悪い、電磁波は悪いと決めつけてしまうことになって、間違った判断を下しかねません。

2005年に、微量放射線ホルミシス（hormesis）という記事を二度、目にしました。「ミクロスコピア」（編集・藤田恒夫新潟大学名誉教授）と「自然食ニュース」（自然食ニュース社発行、主幹・仙石紘二）に出ていたものです。これはアメリカのミズーリ大学の教授であったトーマス・D・ラッキー博士がつくった新しい言葉（1982年）で、博士は微量の放射線がからだのいろいろな機能を活性化する働きに注目したのです。放射線は少量でも有害であるという従来の考え方とは正反対のものでした。

ここでも、世の中には一方的に悪い、あるいは一方的に良いというものはないことが分かります。例えば、磁力は強力過ぎると危険ですが、あるレベルの弱い磁力は、生体を刺激して皮膚温の上昇をもたらします。これを利用したのが、磁気ネックレスです。

日本人は太古から温泉に親しみ、微量放射線を出す鉱石のある場所を岩盤浴などで利用してきました。世代を重ねた長年の経験から、微量放射線のよい影響をからだが感じとっていた証拠でしょう。ラドン（ラジウム）温泉やラドンサウナとして、現代の日本人も利用しています。

マイナスイオンや遠赤外線なども、ラジウム鉱石から放射されていることが知られています。宇宙から降り注いでいる宇宙線も、人間のからだに刺激を与えたり、遺伝子を変えて生命進化のエネルギーとなってきたのでしょう。

反対に、微量でちょうどよい力をからだに発揮するホルモンやサイトカイン（インターフェロンなど）を、からだの外から与えてしまうのは、からだを痛めつけることにほかなりません。

人間の複雑系を理解するためには

養老孟司《たけし》氏の本を面白く読んでいます。発想や物事を考える視点がとてもユニークです。

そのなかで、複雑系と単純化の話に感ずることがあったので、この視点で人間と病気について考えてみたいと思います。医師が診察で接する人間は、複雑系だからです。

複雑系を理解するためには、物事を単純化し、複雑系がどういう法則で成り立っているかを追究するのが本筋です。私の場合、その発想から生まれたのが、自律神経系と白血球系の捉《とら》え方でした。

これらは興味深いことに、いずれも2進法で成り立っています。自律神経系は交感神経と副交感神経の拮抗《きっこう》で生体を調節していますし、白血球系は顆粒球《かりゅうきゅう》とリンパ球の拮抗で生体を防御しています。さらに、交感神経と顆粒球が連動し、副交感神経とリンパ球が連動しているのです。

つまり、複雑系は単純化を行なうことによって、複雑さを維持しているのです。コンピュータも複雑な仕事をいろいろこなせるように進歩していますが、2進法を積み重ねて複雑さを成立させているのです。

しかし、単純化するといっても、複雑な物事をただ分類しているだけでは意味がありません。分類すればするほど複雑さは増してしまうでしょう。養老氏も昆虫や植物を分類しているだけでは、複雑さから脱け出すことはできないと言っています。からだの機能を、細胞、細胞内小器官、分子、遺伝子と分類しているうちはデータだけが膨大になるばかりで、本質をつかむことはできません。臓器別の医学も同様です。そんなことばかりしていては、医学書がますます厚くなり、臨床検査の検査項目が増えるだけです。

その逆が、人間の複雑系を理解するために、自律神経や白血球、さらには体温などに注目する流れなのです。なかでも体温は、低体温と病気の関連、通常体温と健康の関連から、極めて単純に病気の謎《なぞ》に迫ることができます。つまり、からだを温める方策を実践すれば、病気から脱却することができるのです。

病気の状態から健康になる過渡期には、複雑なデータの変化を伴いますが、それは自らが行なっている生体の流れの断片を、私たちが目《ま》の当たりにしているということなのです。

口で食べること、そして、さらなる歯の働き

歯科の研究会に出席して、新潟市桑名病院言語聴覚士（当時）の宮岡里美先生と東京医科歯科大学非常勤講師で歯科医師の福田徳治先生の示唆《しさ》に富んだ話を伺いました。医学と歯学は、それぞれ別の道を歩んできて、ほとんど交流がないというのが現状です。しかし今回は、口の機能が、脳やからだの機能と密接な関係をもっていることを改めて認識しました。

口から栄養を摂《と》ることができないために、中心静脈栄養（ＩＶＨ）をしている人でも、一口だけでも自分の口で食べるようにしていると、元気になる力が出てくるというのです。食べ物を摂取することには、からだの多くの機能が関わっています。咀嚼《そしゃく》は、脳を刺激して脳の血流を増やし、表情を豊かにして生きる力を引き出すのに関係し、三叉《さんさ》神経を刺激するとしないでは、脳の血流が大幅に変わってくるそうです。

少しでも口から食べるように努力を続けた人のなかには、もはやＩＶＨから離れる

のは無理だと思われていたのに、一口から二口、三口と口から食べる量がだんだん増えるにつれて体重が増加し、ついにはＩＶＨなしで生きられるようになった例が多いといいます。また同じようにして、寝たきりのお年寄りが立って歩けるようになった例も紹介されていました。

さらに驚いたのは、寝たきりのお年寄りに入れ歯を入れてあげたら、その瞬間から立って歩き出したというのです。寝たきりで流動食のようなものを食べているのだから、入れ歯は必要ないと思いがちです。しかし、歯は物を食べる以上のことをしているのです。よく合った入れ歯を入れたその瞬間、顔に生気がみなぎり、顔が引き締まって、ついには歩く力が生まれるということです。その症例の数々がビデオで紹介されていました。

そのほかにも、認知症の老人が入れ歯をつくって装着したら、口をモグモグさせなくなって目に光がみなぎり、自分の名前を思い出すことができたり、時計を見て時刻を言えるようになった例もあります。口中に歯がある、あるいは口が本来の形を取り戻すということが、これだけ生きる力と繋《つな》がっているという証《あか》しなのです。

歯は噛《か》むためだけにあるのではない

歯科の研究会に出席するまで、私は歯の働きについて、噛むことくらいしか考えていませんでした。食べ物を噛み切る、砕く、つぶすだけが歯の働きと思っていたのです。しかし、別の働きも考えなくてはいけないと思うようになりました。人間性を発揮するための機能ともいえるものです。

まず一つ目は、歯がちゃんとあれば見逃してしまうような役割で、言葉を発するための機能です。例えば、入れ歯をはずしてしまうと、うまく発音ができなくなって、話す力が低下してしまいます。これは「自分の考えを他人に伝える能力の消失」と言いかえることができるでしょう。言葉を使いこなせれば、物事を抽象的に表現することができます。具体的な事象なら、巧拙は別にして、絵で表現できますが、抽象的な事柄を絵で表現することは困難です。

人間が理解し合えるのは言葉の力です。歯を失うことは、他人に自分の意志を伝える能力を失うことなのです。

二つ目は、強い意志を現わすときの歯の役割です。歯をくいしばる、歯がゆい、歯ぎしりする、歯を剝《む》くなどの表現は、歯と歯を嚙みあわせて初めて完成する人間の行動や感情です。歯や入れ歯を失ったとき、人間はがんばる、耐える、くやしがる、相手を威嚇《いかく》するなどの能力も同時に失ってしまうのではないでしょうか。

このようにしてみると、歯は、食べるためだけでなく、人間らしい自己表現、自己主張、忍耐力などの能力とも繫がっていることがよく分かります。歯科領域の感性の高い先生方によれば、「全人的医療は歯科の理解もあって初めて成し遂げられる」と言います。人間の尊厳と、歯や口の機能は繫がっているということでしょう。

歯科医の丸橋賢《まさる》(高崎市)、藤井佳朗《よしろう》(神戸市)、臼田《うすだ》篤伸《とくのぶ》(川口市)などの先生方が、歯科領域からすばらしい情報を発信しつづけています。

永久歯が生えてこない

最近の子供たちは、なかなか永久歯が生えてこないそうです。驚くべき話です。乳歯が抜けて永久歯に生え変わるのは当たり前のことだと思っていましたが、この当たり前のことが起こりにくくなっているようなのです。

この話を聞いて、30〜40年前のことを思い出しました。その頃は、「最近の子供は親知らずが生えてこない」と言われていたのです。親知らずというくらいですから、この歯は子供が自立しはじめる青年期になってから生えてきます。しかし、今では、親知らずが生えてこないほうが、ふつうになってしまいました。昔の人は硬い物を多く食べていたので、からだが要求して、親知らずが生えていたのでしょうか。

子供の食生活についての記事によると、食べ物のなかで柔らかい物はプリン、硬い物はほうれん草だというのです。私の世代の人たちが考える硬い食べ物といえば、スルメあたりでしょうか。それが、今や、ほうれん草とは……。ほとんど硬い物を食べる機会もなく成長しているということなのでしょう。ここまでくると、歯そのものさえ必要なくなってしまうかもしれません。

永久歯が生えにくくなっている背景には、歯や顎《あご》の発育を促すファクターも関係していると思われます。まず考えられるのは運動です。激しい全身運動をすると、かならず顎や歯にも力がかかります。歯を嚙みしめます。これが歯や顎を丈夫にしたり、発育を促す力になると思うのです。つまり、子供らしく、からだを使う運動の不足が、今日の子供たちの歯の発育不良と関係していると思うのです。

もう一つは、夜更《よふ》かしの問題です。夜更かしの習慣がついてしまうと、低体温になります。低体温は全身の骨の発達障害とともに、歯の発育障害も伴うでしょう。子供たちの歯の発育を低下させる要因が、いくつも積み重なってきているのです。

電磁波の恐ろしさ

蛍光灯、テレビ、パソコン、携帯電話、電子レンジなど、電磁波を出す電化製品が身の回りにあふれています。多くの人はこれらの電化製品から発生する電磁波に対して不快な症状を呈しませんが、過敏な人たちもいます。電磁波過敏症は、アトピー性皮膚炎、めまい、自律神経失調症などの形で現われます。慢性疲労症候群やシックハウス症候群もこの仲間です。

歯科の研究会に出席して、もう一つ有意義なことを知りました。歯科治療に使用する金属が、この電磁波を受け止めるアンテナになっているというのです。過敏症を起こす引き金として電磁波を考えなくてはいけないという思いを強くしました。

研究会では、虫歯治療に使ったアマルガム、インプラントに使ったチタンを口からはずすと、パソコンに向かってもめまいが起こらなくなった症例を報告していました。電磁波を受け止めるアンテナとして、口内などの金属が問題となるのです。また、パソコンにアルミ箔を取るとめまいが起こらず、アルミ箔《はく》の覆《おお》いを掛けるとめまいが起こる患者さんもいます。

アレルギー疾患や慢性疲労症候群だけでなく、狭心症の発作にも電磁波が関係しています。電車なども電磁波の多い環境です。電磁波からくる刺激は、ストレスとなって脳の血流を抑制して、めまい、ふらつきなど、多くの不定愁訴を呼び込む力となってしまうのです。

このような発表を行なったのは、神戸の歯科医師で、口腔《こうくう》関連症候群研究会会長の藤井佳朗先生です。歯科医学を欠いた医療では、多くの難病の原因に辿《たど》り着くことはできないと痛感しました。

藤井先生は医科と歯科の交流を進めなければならないこと、そして、患者は病気が治らなかったら、医療関係者にもっと自分からアピールするべきだと話していました。病気の治らない医療は、本当は存在する意味などないのです。

脚を組む、腕を組む

潑剌《はつらつ》として生きている人と、おだやかに生きている人を医学的に言いかえると、それぞれ交感神経優位の生き方をしている人と、副交感神経優位の生き方をしている人になります。前者は肌の色が黒く筋肉質になる傾向がありますし、後者は肌の色が白くふっくらした風貌《ふうぼう》になる傾向があります。

テレビのニュースで、アメリカ合衆国のライス国務長官が討論する姿が映し出されていました。大きく脚を組んで椅子《いす》に腰掛け、激しく自己主張を繰り返していました。相手の意見を退けて自分の意見を押し通す姿勢が、脚を組むことでつくり上げられるのです。

グループ討論をすると、ほとんどのアメリカ人は脚を組みますが、日本人にはあまりいません。日本人は、それほど自己主張が必要だと思っていないためでしょう。アメリカに長く留学していた若者は、脚を組んで討論することが多いように思います。

最近では、腕を組む姿もよく見かけます。腕組みも、相手を拒否したり、自己の存在をアピールしたいときにする姿勢です。昼食などで町に出ると、仕事を持った若い女性が腕を組んで姿勢を正して歩いているのを目にします。他人とすれ違うと、相手の方が避けています。

私たちは、相手に対してへりくだる局面では、腕を下げ、からだの前で軽く添える姿勢になります。上司の前などでは、誰でも自然にそうなるのではないでしょうか。無意識のうちに、からだを使って、謙虚さを周囲にアピールしているのです。

しかし、いつも謙虚な姿勢ばかりで生きていると、その心がからだに反映して背中が丸くなり腰が伸びなくなってしまいます。実際に、そういう人を見かけるではありませんか。注意が必要です。姿勢と心は同調しているのです。

姿勢をよくするには、姿勢を維持する筋力を鍛えなければいけません。筋肉がついて骨が丈夫になれば、関節も軟らかくなるのです。

病気、不幸、そして飢え

人間はときとして、物事に対して無関心だったり傲慢《ごうまん》だったりします。そして、ふだんは健康の大切さを忘れて暮らしています。からだは労《いた》わらなくてはいけませんが、ある程度は運動や体操などを行なって、鍛えなくてはいけません。しかし、心がけてはいても、程よく生きるのはむずかしく、病気になってしまうこともあるでしょう。

病気になってしまった、そのときが肝腎なのです。病気を、まったく偶然の産物と捉《とら》えて、医者頼みにしてしまっては、せっかく病気になった甲斐《かい》がありません。

先日、電話で病気の相談を受けました。「甲状腺《こうじょうせん》機能亢進症《こうしんしょう》や閉塞性《へいそくせい》動脈炎になったのだが、生き方に無理があったとは思わない」というのです。この調子では、こちらもアドバイスのしようがありません。

長く生きていると、人はいろいろな不幸や不運に見舞われます。しかし、病気に罹《かか》ったときと同様に、ただ嘆いているだけでは何も生まれては来ません。不幸な境遇は、幸せとは何かを考えるよい機会なのです。不運な目に遭わなければ、それまでいかに運よく暮らしていたか気づくことなどなかったでしょう。

今の日本では、飢えることはほとんどありません。飢えを知らなければ、自然の恵みのありがたさが分かりません。10年ほど前、日本の米が不作でタイ米を輸入したことがありました。思えば、あれは自然の恵みのありがたさに気づくよい機会だったのですが、多くの人は、タイ米はパサパサしておいしくないなどとぜいたくを言うばかりで、何も考えませんでした。世界には、いろいろな種類の米があって、それぞれの味覚や環境に従って、米をつくっているということさえ学ばなかったのです。

私が子供の頃、青森米はパサパサした食感だったので、タイ米を食べて子供時代を思い出しました。味覚は子供の頃に形成されるといいますが、たまにはタイ米を食べたいなあと思いながら、おいしくいただいたものです。

今はそんな時代です。自然の恵みを知らないから食べ物を無駄にしてしまいますし、自然を破壊してしまいます。まさに感性が育ちにくい時代だといえそうですが、飢えることなく生きられることに感謝の気持ちを忘れないでください。

船井幸雄氏のこと

船井総合研究所の最高顧問である船井幸雄氏と対談する機会がありました。いろいろと刺激を受けたので、その印象をお話ししましょう。

船井氏はエネルギッシュな外観に似合わず、小さな声で抑えた話し方をされます。1年に260回も講演をこなし、たくさんの本を出版し、多くの経営コンサルタントも務めるという、多忙の極みともいえる生活は、まさに交感神経緊張の生き方でしょう。しかし、抑えた話しぶりは精神の安定を意味しています。大きな声で話せばエネルギーの消費量が多くなりますし、話す行為は、当然、呼吸を伴うので、過呼吸気味になりやすく、交感神経緊張がもたらされます。その意味でも、低い声で話すことにはメリットがあるのです。

また、船井氏は、自分は戦中・戦後を経験し、変化の時代に生きるべくこの世に送られてきたのだと思っているそうです。因果律という言葉も使われていました。この世には原因があり、それが必然の結果と結びついて進んでいる。物事は成るべくして成るのだというように考えることが、精神の安定に繋《つな》がるのでしょう。

忙しい毎日で健康を維持するには、生活のリズムが大切です。船井氏は夜9時半に寝て朝3時半に起床するという、典型的な早寝早起きの生活を送られています。しかし、食事時間は短く、肉が好きで、風呂《ふろ》はカラスの行水だそうですから、基本的には交感神経優位の顆粒球《かりゅうきゅう》人間ですが、睡眠でバランスをとっているのでしょう。近頃は、10分くらいは風呂に浸《つ》かるようになったそうです。自分のからだをみごとにコントロールされています。

そして、他人の話にじっくり耳を傾けます。アクティブな人は、自己主張ばかりして、他人の話を聞かなかったり、話を遮ったりしがちですが、そんなところはまったく見られませんでした。そのお蔭《かげ》で、いつも新しい情報を取り入れることができて、知識が増え感性が磨かれていくのでしょう。大いに学びたいところです。

最後に、船井氏の著書から一文を紹介しましょう。「世の中で起こることはすべて必然、必要で、振り返ってみればすべてベストのタイミングで起きている」

（『船井論語［人生篇］』ダイヤモンド社刊）

高き志

遺伝学者で分子生物学者の村上和雄氏は、北朝鮮に拉致《らち》された横田めぐみさんのご両親の行動を見て、「ストレスが病気をつくるとずっと思っていたが、ストレスを乗り越える高い志があれば病気になることはないのか」と驚きの言葉を述べていました。横田さん夫妻は娘を連れ去られた悲しみを胸に、救出活動のための講演を毎日のように行ない、全国を飛び回っているからです。「娘を救出するためには命がけなのです」と村上氏に話していたそうです。

強いストレスは交感神経緊張の極限をつくりますが、命がけのような高い志はその人を冷静（私たちの知らないレベルの）にするのかもしれません。すると迷いは少なくなり、つらいなかでも、自分が取るべき正しい行動が見えてくるのでしょう。

このような高い志と同じに考えるわけにはいきませんが、次のような質問を受けることがあります。「自分は楽しいことをやっているので、長時間労働しても疲れないし病気にもならないと思っている。こういう考えは正しいか」というものです。ある程度までは正しいといえますが、やはり限度はあるでしょう。無理をする生き方に変わりはないからです。

命がけの心境は、東洋医学でいう気のエネルギーが充溢《じゅういつ》した世界であり、ストレスを乗り越えるだけのエネルギーが生まれているのだと思います。命がけの活動でからだを動かすことは、気のエネルギーとともに血流をよくする力となっていると思われますし、迷いが消えた心境は夜の深い休息を導くでしょう。

命がけの行動は冒険家にも見られます。植村直己氏は単独登頂や犬ぞりによる北極点への単独行などで知られていますが、彼のほとんどの冒険はいつも死の危険に晒《さら》されていました。人間の能力の限界に挑む力は、精神が崇高なほど純粋でなければ湧《わ》いてこないのではないでしょうか。多くの危険を乗り越える力が得られたのは、純粋さからくる気のエネルギーなのかもしれません。

植村氏は1984年2月12日、厳冬期のマッキンリー（アラスカ）単独登頂を果たしています。43歳の誕生日だったそうです。しかし、数日後から連絡がとれなくなり行方不明になりました。

私たちの理解を超えた大きなストレスを撥《は》ね除《の》けている人が存在することを知って

おくことも必要です。

生き方を変えるのは難しいか

「生き方の偏《かたよ》りで病気になるのですから、病気から逃れるには、生き方を変えるしかありません」。このようにアドバイスをすると、次のように反論する人がいます。「生き方を変えるなんて、難しくてできない」。それは確かに難しいかもしれません。しかし、他人の生き方を変えることよりは簡単でしょう。ほかならぬ自分のことなのですから。

病気のなかでも、ガン、膠原病《こうげんびょう》、潰瘍性《かいようせい》大腸炎、アトピー性皮膚炎など、深刻な病気ほど生き方を変える力は強いのです。これまで繰り返しお話ししてきたように、大病を患《わずら》うことは、生き方を変えるチャンスです。自分にとってありがたいことなのだともいえるのです。

生き方を変えることは、新しい自分を発見することでもあります。多くの人は、知らず知らずのうちに、20年も30年も同じパターンで生きています。それを変えようとするのは、楽しいことではありませんか。新しい人生の出発点に立つような、わくわくした気分になれるでしょう。そんなすばらしさがあるのですから、一歩を踏み出すのも難しくありません。

生き方の偏りは、自律神経の偏りであり、どちらに偏ってもよい流れではありません。無理をすれば窶《やつ》れてしまいますし、楽をし過ぎれば気力が湧きません。しかし、その流れを変えられれば、すばらしい局面が待っています。それは、窶れなどなくて、気力が充実した世界だからです。これが分かれば、生き方を変えるのは難しいなどと反論している場合ではないことくらい、誰にでもわかるでしょう。

よい生き方に辿《たど》り着くには、精神面と身体面の両方からアプローチする必要があります。どちらか一方だけでは不充分でしょう。精神面からのアプローチであれば、宗教や哲学の本を読んで学ぶ方法もあるでしょうし、身体面から入る方法なら、体操やヨガなどもいいかもしれません。

一人一人が自分に合ったアプローチを、自分の力で見出《みいだ》さなくてはならないのです。物事は難しいから、やり甲斐がある。その過程が楽しいのです。難し過ぎて、一生かけても完成しないかもしれませんが、意外に簡単に辿り着けるかもしれません。それは、やってみなければ、分からないことなのです。

おわりに

人間のからだの仕組みや精神の働きを考えるとき、自律神経のことを抜きにして理解しようとしたら、大変な困難を伴うでしょう。優れた医学者が何人いても、卓越した哲学者が何人いようとも、真理に辿り着くのは無理なのではないでしょうか。しかし、この本でお話ししたように、自律神経の働きを導入すれば、精神の乱れの本質もよく分かるし、からだの変調の謎《なぞ》も解けるのです。

自律神経の働きと白血球分布との連動を理解することができれば、難病の発症メカニズムも容易に解明することができます。原因にさかのぼって病気を治す力も生まれるのです。複雑に思える人間のからだの機能も、根本のところでは驚くほどシンプルで、整然と繋《つな》がって無駄なくつくりあげられています。人間のからだは、実に単純で美しいものなのです。

本書を手にしたみなさんが、病気の原因が自分の生き方にあることを理解し、ひとりでも多く病気から脱却し、あるいは、病気を未然に防ぐことができたら、これほど嬉《うれ》しいことはありません。

本書は、日頃、思いついた事柄を書きとめたものです。これをタイプして、最初の読者になってくれた次女の安保聡子に感謝します。また、文章の手直しや新たな編集に力を尽くしてくれた新潮社の辛島美奈さんにも、御礼を述べたいと思います。

2005年師走《しわす》

安保　徹

文庫版あとがき

多くの人たちは健康と病気の境い目を決定している理由を知らずに過ごしています。それは、ある意味では一生をなり行きまかせの運と不運の境界で生きているようなものです。しかし、病気の成り立ちははっきりしています。人間の能力の限界を越すような環境にさらされたり、無理をしたり、悩み続けるから病気になるのです。この辺の、病気に近づいた時の生き方の問題や心の揺れをこの文庫の解説で南伸坊さんが絶妙の筆使いで書いてくださいました。読者はここからも病気から逃れるすべを良く学ぶことができます。

文庫化というこの機会に、最近の知見を述べてみましょう。大きなトピックは、老化とガンのメカニズムが明らかになったことです。私達のエネルギー生成系は、酸素のいらない「解糖系」と、酸素に依存した「ミトコンドリア系」の二本立てでできています。私達の先祖細胞（解糖系生命体）が二十億年前にミトコンドリア生命体と合体してできたことに由来しています。その名残りとして、今でもエネルギーは二つの方法でつくられているわけです。

しかし、酸素の嫌いな生命体と酸素の好きな生命体ですから、解糖系の本体の方はだんだん酸化して老化してゆくわけです。これは、私達すべてに避けられない現象です。しかし、老化して死んでしまっては子孫が残せず命がとだえてしまいます。そこで、男性は精子（解糖系生命体）、女性は卵子（ミトコンドリア生命体）をつくり、二十億年前の合体をやり直しているわけで、これが受精です。

解糖系生命体は分裂が盛んで、低体温と低酸素が好みです。ミトコンドリア生命体は分裂が少なく、高体温と高酸素が好みです。このため精子は陰嚢《いんのう》で冷やされて分裂し、卵子はからだの中で温めて成熟します。

私達は子供時代は成長が盛んでやや解糖系寄りでエネルギーをつくっています。大人になると解糖系とミトコンドリア系が調和を保って生き続けています。しかし、大人の時期にあまり無理を続けると、交感神経緊張によって血管が収縮して血流が悪化し、低体温と低酸素になります。この条件下で生きるためには、酸素の嫌いな「解糖系生命体」で生きるしかないわけです。これがガン発生のメカニズムです。ガン細胞はミトコンドリアの数や機能を抑制し、解糖系で分裂し続ける細胞です。二十億年前に先祖返りして悪条件に適応したのがガンという病気なのです。

こういう理解があると、そこからガンにならずに生きる方策が見えてくるでしょう。また、ガンになっても生き方の無理を止め、からだを温めて、深呼吸して、養生するとガンも生きづらくなって消滅するということがわかります。最新の研究についての詳細は、また新たに本にまとめたいと考えています。

本書が、さらに多くの読者を得て、私の免疫についての考え方がさらに広く伝えられることを願っています。

安保　徹

２００８年5月

ベストタイミング

南　伸　坊

「あらゆる読書のうち、最も熱心に読まれるのは自、、、、分の病気に関する本である」と言ったのは私だ。いま言った。

体験談なのである。

私は「おもしろい」ことが好きで、それなのに読書は苦手なほうだ。著者の文章が上手で、イキナリひょいとこちらの心を摑《つか》んでくれるような本なら、読書も大好きだ。おもしろいからである。

どうですか？　この本はおもしろかったでしょう。この本の解説を注文されて、私は小躍りするような気持で引き受けました。

安保《あぼ》先生の本を、私はいろんな人にススメているんです。おもしろいから。

「人間は自分の体について知るのが好きだ。自分のことがわかるから」

それで私は安保先生の本が好きだったのだが、それを読んでいるうちに、私はものすごい体験をしてしまった（といって、あくまでも自分にとってなんですけどね）。

安保先生の本がおもしろくて、三冊目を読んでいたのは、大きい病院の待合室でした。実は血痰《けったん》が出たのを主治医に訴えたところ、それは念のために大きな病院で検査してもらった方がいいです。ということになったんです。

一週間くらい前だったたか、採血をされ、X線や、CTを撮られて、いったんは「異常なし、大丈夫です」という電話が入ったのに、そのあとすぐに電話があって、指定した日時に病院にくるようにといわれたんです。それで、もう一度、CTを撮られに行った。

待合室で、安保先生の本を読んでいたのは、その時なんですが、それはガンを疑われたからじゃなく、その前から単におもしろくて三冊目を読んでいたのです。指定の時間から、だいぶ待たされたうえ、やっと個室に入っていくと、CTの画像を見せられたりしながら、検査入院をするようにということでスケジュールが、どんどん決められていきます。

私は先生のお話をさえぎるようにして、

「つまり肺ガンということですか？」

と訊《き》きました、いえ、というかと思って訊いたんですが、
「の疑いがあるということですね」
ということになってしまったんですよ。びっくりでしょう、びっくりだったんです
が、先刻まで安保先生の本を熟読していたところですから、ともかく例のガンの三大
治療だけは避けたい。と思った。
その後、検査入院もしましたし、CTも何度か撮りました。始めに肺ガンの疑いが
あると聞いた日から、私は即座に「ガンを治すための4ヶ条」を実践しだしました。
1、生活パターンを見直す。
2、ガンの恐怖から逃れる。
3、からだが消耗する三大療法を受けない。
4、副交感神経を優位にして免疫《めんえき》力を高める。
そうして、CTに映るカゲを、どんどん小さくして「なかったことにしてしまえ」
と思ったわけです。
夜更《よふか》しをピタリとやめた。カニの甲羅から作ったとかいう健康食品をのんで、体を
あたためて、睡眠時間をたっぷりとるようにした。
ところが、なんだか顔がゲッソリしてきて勘の鋭い友人からは「病気なんじゃな

い」とか「痩《や》せたなァ」とか言われるようになりました。おそらくガンだといわれてビクビクしたのがストレスで痩せたんだと思います。

担当医師からは、手術をすすめられ「開けてみてガンじゃないとハッキリすればラクになりますよ」ともいわれたけれども、ともかくもう少し様子を見たい、といいつづけました。CTの医師の所見に「いくぶん退縮が見られる」という意味のコメントを見つけた時には、うれしくて、先生に「このようにありますが」と言ってみましたが「いや、どうかな?」と冷たい。

私は担当医師をギャフンといわすくらいにこのカゲを劇的に小さくしてやれ、と思ったんですが、そんなにちょいちょいCTを撮るのもどうかな、CTだって放射線なんだしなと思ったりで、ちょっと膠着《こうちゃく》状態。

そんな間も、安保先生の本は次々に出て、それを一冊ずつスミズミまで熟読しました。自分の病気について知りたいというのがあるから熱心なんですが、安保先生の本はそれだけじゃない。

患者に生きる力を与える、やさしさがあるんです。ご自身もガンを疑われた経験がおありで、その時の心細さがあるので、患者がどんな心理なのか、それを思いやって下さってるし、それだけでなく励まして下さる。

この本を、患者の方やその家族に私がすすめたいのはここです。先生もおっしゃるように、それこそ三大治療をすすめるお医者さんも、マジメで熱心なお医者さんなのだ。

しかし、自分のいる場所からズレてみる、違ったアングルから見てみる、いまの医学の常識を疑ってみる、ということはマジメなのでできない。患者の身になってみる、ということも、これはとてもむずかしいことだ、と私は思った。患者になって、なんだかとても腹が立ったりしたことがあった気がするけど、早く忘れてしまいたかったのでそれは忘れてしまった。

私は半年間、ガン患者として暮らしたが、妻と姉以外にはこのことを誰《だれ》にもしゃべれなかった。PET（陽電子放射断層撮影法）を受けてみたらどうか、と漢方の先生に提案された時、迷った。

不思議な心理だ。自分は肺ガンだが、いま免疫力でこれを調伏している最中だ。まだやっつけられてないのにPETで、その状態がハッキリするのは、なんだかいやだなということとか。実は全然ガンでも何でもないいんじゃないか？　という気持もあったらしい。

結局、PETを受けてみると、CTに出た胸のカゲに重なる所に反応はなかった。

私はホッとして、ガンから解放されたのだが、それではCTに映ったカゲは何だったのだろう。

当時は「何でもなかった」と思いたかったので、それ以上に考えなかったが、いま思うには、あれはやっぱりガンだったんじゃないか？

あれだけ安保先生の本を読んでもなお、まだ、ガンがそんなにカンタンに治るはずないと思っているらしい。半年の間に四十度以上の原因不明の発熱が二回あった。ともかく「ガンを治すための4ヶ条」は、しっかり守った。爪《つめ》もみもした。体も温めた。それでもまだ、ガンが生活を変えるだけで治る、というのに半信半疑なのだ。思い込みというのは、そうそうカンタンにひっくり返らないものらしい。

しかし、私は、安保先生の理論は正しいしこれからも、この理論にしたがっていこう、と思っている（ノドもと過ぎれば熱さ忘れるで、早くも夜更し、仕事のしすぎを、してしまっているのだが）。

そうして、時々、たくさんある安保先生の本をひっぱり出してきて読むのだ。

先生の本は、せっぱつまっていない時に読んでもとてもおもしろい。なんだかいろいろに深く納得する。

四章のうしろの方で「船井幸雄氏のこと」という短い文があって、船井氏の著書から先生が紹介している文章がある。

「振り返ってみればすべてベストのタイミングで起きている」

ここを読んでアッと思った。まさに、ガンの疑いをかけられる直前に、安保先生の本を読んでいた。あれこそまさにベストのタイミングではないか。

その後、これも偶然だったのだが、安保先生と対談でお話を伺う機会も持てた。先生は思ってたとおりの、というか思ってた以上のすばらしい方だった。

不安な日々の最中だったが、具体的に質問はできなかった。今ではそれも、あれでよかったと思っている。本にかかれてあることをちゃんと読めば、おのずからそこに答はあるからだ。

安保先生の本は、現代の「養生訓」であると私は思う。これを書くために、ゲラを読みながら、傍線をひっぱっていくと、もういたるところにひっぱっていた。

それで、あえて引用はやめにした。もうここまで読んだ方なら、もう一度パラパラと元に戻れば、思わず傍線を引きたくなる私の気持を分かってもらえるだろう。

私は、先生の本が沢山の不安におしつぶされそうになっている患者さんや、その家族に読まれるといいな、と思っている。それからいまは健康で、知的な興味でこれを読んでいるという若い人にも、この本をまた、いざという時にもう一度引っぱりだしてきて、読めるように、本棚のわかりやすいところに差しておいてほしいと思っている。

つまりいま、この本を手にしている人は、まさにベストタイミングでこの本を手にしているんだと私は思う。

（平成二十年五月、イラストレーター）

この作品は二〇〇六年一月新潮社から刊行された。

病気《びょうき》は自分《じぶん》で治《なお》す
―免疫学101の処方箋―

新潮文庫　あ - 59 - 1

平成二十年七月一日発行

著者　安《あ》保《ぼ》徹《とおる》

発行者　佐藤隆信

発行所　株式会社 新潮社

郵便番号 一六二―八七一一
東京都新宿区矢来町七一
電話 編集部(〇三)三二六六―五四四〇
読者係(〇三)三二六六―五一一一
http://www.shinchosha.co.jp

価格はカバーに表示してあります。

乱丁・落丁本は、ご面倒ですが小社読者係宛ご送付ください。送料小社負担にてお取替えいたします。

印刷・東洋印刷株式会社　製本・株式会社大進堂

ISBN978-4-10-135031-8 C0147